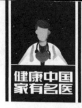

健康中国
家有名医

儿童下肢畸形
诊断与治疗

总策划　王韬 教授

中国科普作家协会　医学科普创作专委会主任委员

主编 —— 张自明　应　灏　赵利华

U0202326

上海科学技术文献出版社

Shanghai Scientific and Technological Literature Press

图书在版编目（CIP）数据

儿童下肢畸形诊断与治疗 / 张自明，应灏，赵利华主编 .
—上海：上海科学技术文献出版社，2023
　　ISBN 978-7-5439-8751-7

Ⅰ . ①儿… 　Ⅱ . ①张…②应…③赵… 　Ⅲ . ①小儿疾病—下
肢畸形—诊疗 　Ⅳ . ① R726.820.5

中国国家版本馆 CIP 数据核字 (2023) 第 031748 号

选题策划：张　树
责任编辑：王　珺
封面设计：留白文化

儿童下肢畸形诊断与治疗
ERTONG XIAZHIJIXING ZHENDUAN YU ZHILIAO
主编　张自明　应　灏　赵利华
出版发行：上海科学技术文献出版社
地　　址：上海市长乐路 746 号
邮政编码：200040
经　　销：全国新华书店
印　　刷：商务印书馆上海印刷有限公司
开　　本：650mm×900mm　1/16
印　　张：13.25
字　　数：137 000
版　　次：2023 年 3 月第 1 版　2023 年 3 月第 1 次印刷
书　　号：ISBN 978-7-5439-8751-7
定　　价：48.00 元
http://www.sstlp.com

"健康中国·家有名医"丛书总策划简介

王　韬

　　上海市同济医院急诊医学部主任兼创伤中心主任，上海领军人才，全国创新争先奖状、国家科技进步奖二等奖获得者，国家健康科普专家库首批成员，中国科协辟谣平台专家，国家电影局科幻电影科学顾问，中国科普期刊分级目录专家委员会成员，中国科普作家协会医学科普创作专委会主任委员，中华医学会《健康世界》杂志执行副总编。

儿童下肢畸形诊断与治疗
作者简介

张自明

博士，主任医师，硕士研究生导师。中华医学会小儿外科分会儿骨科专业组委员、中国医疗保健国际交流促进会骨科分会儿骨科专业组委员、国际矫形外科与创伤学会（SICOT）中国学会上海分会儿童骨科组副组长、上海医学会小儿外科专科委员会委员、上海医师学会骨科分会儿骨科学组副组长、中华医学会医疗鉴定专家库成员、国家自然科学基金面上项目通讯评审专家。《中华小儿外科杂志》《骨科临床与研究杂志》通讯编委等。第 38 届 SICOT 世界骨科大会“儿骨科医师奖”。主持并完成国家自然科学基金面上项目 1 项、上海市科委课题 2 项。发表论著 30 余篇，其中 SCI 收录 13 篇。从事儿骨科专业 20 余年，擅长儿童四肢先天及发育性畸形的矫治、儿童骨骼系统创伤、感染、四肢骨与软组织肿瘤、神经肌肉性疾病等的诊治。

应　灏

医学学士、主任医师。中华医学会小儿外科分会骨科专业学组委员，上海市小儿外科委员会委员，上海交通大学医学院儿科学系儿科教学专家委员会委员，儿科教学考核督导委员会委员，上海市医疗事故鉴定专家库专家。从事小儿矫形专业医疗工作 20

年，在小儿先天性畸形、四肢创伤骨折、脑瘫后遗症及各种代谢性、遗传性疾病引起的四肢骨骼畸形的诊治上积累了丰富的临床经验。在儿童矫形支具领域开展了大量研究；2002 年与交大生命科学技术学院合作开展儿童步态分析研究；在国内外核心期刊上发表论文 10 余篇。

赵利华

儿科学博士、副主任医师，上海市优秀青年医师、上海市优秀专科医师，奥地利维也纳 Speising 骨科医院访问学者。上海市医学会小儿外科学分会第八届委员会青年委员，上海市医师协会骨科医师分会第二届委员会小儿骨科工作组工作秘书，中华医学会小儿外科学分会第七届委员会肿瘤外科学组委员。从事儿童肢体畸形流行病学及发病原因和发病机制的探索研究，在发育性髋关节发育不良的致病机制研究方面开展了大量工作。主持国家自然科学基金、上海市科委、上海市卫健委自然科学基金及上海交通大学科研基金等科研项目 7 项，以第一作者和通讯作者在国内外 SCI、CSCD 收录杂志发表论文 20 余篇。擅长骨科疾病诊治，特别在发育性髋关节发育不良（DDH）、儿童四肢畸形等疾病的诊断和治疗中有丰富的临床诊疗经验。

"健康中国·家有名医"丛书编委会

丛书总策划：

王　韬　　上海市同济医院急诊医学部兼创伤中心主任、
　　　　　主任医师、教授

丛书副总策划：

方秉华　　上海市公共卫生临床中心党委书记、主任医师、教授
唐　芹　　中华医学会科普专家委员会副秘书长、研究员

丛书编委：

马　骏　　上海市同仁医院院长、主任医师
卢　炜　　浙江传媒学院电视艺术学院常务副院长、党委副书记
冯　辉　　上海中医药大学附属光华医院副院长、主任医师
许方蕾　　上海市同济医院护理部主任、主任护师
李本乾　　上海交通大学媒体与传播学院院长、教育部"长江学者"
　　　　　特聘教授
李江英　　上海市红十字会副会长
李春波　　上海交通大学医学院附属精神卫生中心副院长
　　　　　上海交通大学心理与行为科学研究院副院长、主任医师
吴晓东　　上海市医疗急救中心党委书记
汪　妍　　上海电力医院副院长、主任医师
汪　胜　　杭州师范大学护理学院党总支书记兼副院长、副教授
宋国明　　上海市第一人民医院党委副书记、纪委书记、副研究员
张春芳　　上海市浦东新区医疗急救中心副主任
张雯静　　上海市中医医院党委副书记、主任医师

苑　杰　华北理工大学冀唐学院院长、主任医师、教授
罗　力　复旦大学公共卫生学院党委书记、教授
周行涛　复旦大学附属眼耳鼻喉科医院院长、主任医师、教授
唐　琼　上海市计划生育协会专职副会长
陶敏芳　上海市第八人民医院院长、主任医师、教授
桑　红　长春市第六医院主任医师、教授
薄禄龙　海军军医大学第一附属医院麻醉科副主任、副主任医师、
　　　　副教授

本书编委会

主　编　张自明　应　灏　赵利华
编　者（按姓氏笔画排序）
　　　　马琪超　王一臣　王士奇　王　林　沈　阳
　　　　陈柏松　陈胤贤　陈梦婕　罗　义　柯呈辉
　　　　董良超　焦　勤

总　序

近日，中共中央办公厅、国务院办公厅印发了《关于新时代进一步加强科学技术普及工作的意见》，从加强科普能力建设、促进科普与科技创新协同发展等七个方面着重强调了科普是国家和社会普及科学技术知识、弘扬科学精神、传播科学思想、倡导科学方法的活动，是实现创新发展的重要基础性工作。这是对新时代科普工作提出新的明确要求，是推动新时代科普创新发展的重大契机。为响应号召，推进完成在科普发展导向上强化战略使命、发挥科技创新对科普工作的引领作用、发挥科普对于科技成果转化的促进作用的三大重要科普任务；促进我国科普事业蓬勃发展，营造热爱科学、崇尚创新的社会氛围，构建人类命运共同体，上海科学技术文献出版社特此策划推出"健康中国·家有名医丛书"。

健康是人最宝贵的财富，然而疾病是其绕不开的话题。随着社会发展，在人们物质水平提高的同时，这让更多人认识到健康的重要性，激发了全社会健康意识的觉醒。对健康的追求也有着更高的目标，不再局限于简单的治已病，而是更注重"未病先防、既病防变、愈后防复"。多方面的因素使得全民健康成为"热门"话题。

现代社会快节奏和高强度的生活方式，使我们常常处于亚健康状态。美食诱惑、运动不足、嗜好烟酒，往往导致肥胖，诱发高血压、高血脂、高血糖、高尿酸乃至冠心病、脑卒中，甚至损伤肺功能，造成肾功能衰退，而久病卧床又会造成肺炎、压疮、下肢血管栓塞等衍生疾病……凡此种种，严重影响人们的健康生活。

"经济要发展，健康要上去"，是每个老百姓的追求。"健康中

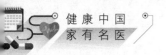
国"不是一个口号，也不是一串数字。人民健康是民族昌盛和国家富强的重要标志，健康是人们最具普遍意义的美好生活需要。该丛书遴选临床常见病、多发病，为广大读者提供一套随时可以查阅的医学科普读物。

这套丛书，为广大读者提供一份随时可以查阅的医学手册，帮助读者了解与疾病预防治疗相关的各类知识，探索疾病发生发展的脉络，为找寻最合适的治疗方法提供参考。为全社会健康保驾护航，让大众更加关注基础疾病的治疗，提高机体免疫力。在为患者答疑解惑的同时，也传递了重要的健康理念。

本丛书秉承上海科学技术文献出版社曾经出版的"挂号费"丛书理念，作为医学科普读物，为广大读者详细介绍了各类常见疾病发病情况，疾病的预防、治疗，生活中的饮食、调养，疾病之间的关系，治疗的误区，患者的日常注意事项等。其内容新颖、系统、实用，适合患者、患者家属及广大群众阅读，对医生临床实践也具有一定的参考价值。本丛书版式活泼大气、文字舒展，采用一问一答的形式，逻辑严密、条理清晰、方便阅读，便于读者理解；行文深入浅出，对晦涩难懂的术语采用通俗表达，降低阅读门槛，方便读者获取有效信息，是可以反复阅读、随时查询的家庭读物，宛若一位指掌可取的"家庭医生"。

本丛书诚邀上海各三甲医院专科医生担任主编撰稿，每册书十万余字，一病一书，精选最为常见和患者最为关心的内容，删繁就简，避免连篇累牍又突出重点。本套"健康中国·家有名医"丛书在2020年出版了第一辑21册，现在第二辑27册也顺利与广大读者见面了。

这是一份送给社会和大众的健康礼物，看到丛书出版，我甚是欣慰。衷心盼望丛书可以让大众更了解疾病、更重视健康、更懂得未病先防，为健康中国事业添砖加瓦。

2022 年 10 月

目　录

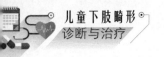

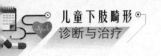

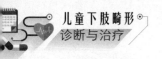

锤状趾

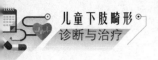

短　趾

儿童下肢不等长

儿童下肢不等长是怎么回事

正常情况下，小儿肢体是对称性发育的。由于各种原因造成的一侧肢体短缩或过度生长，导致肢体的不对称性发育，我们称为肢体不等长。肢体不等长包括上肢不等长和下肢不等长。上肢不等长一般不易察觉，而下肢由于可能出现跛行、代偿性脊柱侧弯容易察觉。因此，本文主要讨论"下肢不等长"的相关问题。

下肢不等长(Leg Length Discrepancy, LLD)是小儿矫形外科的常见问题，下肢轻微不等长是常见的，没有临床意义，可经骨盆倾斜而代偿，其中右下肢轻度短缩多见。而严重的肢体不等长不仅造成患儿肢体外观异常，很有可能造成肢体功能障碍，随着儿童年龄增大，常常导致患儿心理自卑、性格内向等问题也不容忽视。因此，重视儿童下肢不等长的诊治是家长及医生共同的责任。

儿童下肢不等长是什么原因引起的

儿童下肢不等长的病因有很多，主要分为两大类：一种是导

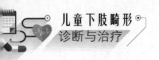
致一侧肢体生长减慢,另一种是一侧肢体生长过度。由于儿童骨骼处于发育期,畸形、外伤、炎症、肿瘤等都会造成下肢不等长的发生。这些原因中有些是先天性的,有些则是出生后在生长发育过程中逐渐产生的。综合如下:

引起一侧肢体生长减慢的原因包括:(1)先天性肌肉骨骼发育异常:先天性短股骨、股骨近端局部发育不良、先天性膝关节脱位、先天性半侧肢体萎缩、腓骨缺如、先天性足部畸形等。(2)骨发育性疾病和肿瘤:骨纤维异样增殖、单肢骨骺发育不良、内生软骨瘤病、遗传性多发骨疣、骨骺点状发育不良、神经纤维瘤病。(3)创伤:外伤导致患儿生长板损伤、骨骺早闭,骨折对位不良、重叠,严重灼烧伤等。(4)骨和关节感染:慢性骨髓炎造成骨质破坏、生长板破坏,骨丢失或缺损,最终形成骨不连或骨生长停止,导致下肢不等长。此外,髋、膝、踝部的化脓性关节炎、关节结核也可以导致 LLD。(5)神经肌肉系统疾病:非对称性下肢麻痹可致肢体短缩,如脑性瘫痪、脊髓灰质炎、脊髓栓系、脊髓脊膜膨出、周围神经损伤、中枢神经系统肿瘤或脓肿等疾病。(6)其他:发育性髋关节发育不良、股骨头骨骺滑脱、股骨头无菌性坏死、先天性髋内翻等髋部疾病,很多家长因为患儿腿长不一样就诊,结果发现真正的原因为髋部疾病。此外,放疗、长期制动免负重、骨骺阻滞术等都可导致双下肢不等长。

引起一侧肢体生长过度的原因包括:(1)肌肉骨骼先天性异常:先天性半侧肢体肥大、局限性肥大伴发或不伴发血管畸形。(2)肿瘤性病变致骨骼和软组织畸形:神经纤维瘤病、血管瘤或淋巴管瘤、血管—骨肥大综合征、动静脉瘘。(3)骨关节感染和炎症:干骺端或骨干骨髓炎、血友病关节积血、类风湿关节炎等。
(4)创伤:干骺端或骨干骨折、外伤性动脉瘤或动静脉瘘、医源性外伤、骨膜过度剥离等。

怎样区分结构性下肢不等长和功能性下肢不等长

双下肢不等长可分为结构性下肢不等长和功能性下肢不等长。

结构性下肢不等长指下肢骨骼结构上的短缩,表现为绝对双下肢不等长,双侧肢体的股骨(大腿骨)、胫骨(小腿骨)单一或同时具有长度差异。

功能性下肢不等长指直观下的下肢不等长,表现为双下肢骨骼长度相同,但肉眼看上去一侧肢体短,多是由肌肉不平衡、骨盆或脊柱倾斜不平导致的。功能性下肢不等长虽然直视下也表现为肢体不等长,但通过拍片和进一步测量后发现双下肢实际是一样的,了解功能性下肢不等长,可以防止误诊和误治。

儿童下肢骨折会引起肢体不等长吗

儿童创伤是很常见的,很多小孩在不经意间摔伤,或未引起家长重视,如果生长板也受到损伤,患儿则有可能发生患肢生长

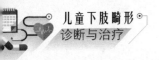

异常,即使骨折得到及时、有效治疗,仍有可能罹患下肢不等长。

原因之一是骨折可能导致肢体过度生长从而使患侧肢体变长,同时,骨折本身也可能由于畸形愈合或者破坏骨的生长细胞导致生长受限,从而形成肢体短缩。

此外,骨折造成骺损伤也可导致肢体不等长。据统计,骺板骨折占所有小儿骨折的 20%~30%。儿童长骨可分为中部和两端区,中部又分为骨干和两侧的干骺端,两端区包括骨骺和骺板(软骨生长板)。儿童长骨生长板是儿童特有的结构,一旦骨折累及骺板,则有可能引起骺板的生长紊乱,继发生长障碍。

儿童髋关节滑膜炎会引起下肢不等长吗

髋关节滑膜炎是儿童的一种常见病,常见于 10 岁以下儿童,是一种可自愈的非特异性炎症,表现为下肢跛行,伴或不伴患肢疼痛。轻者髋关节检查正常,严重者可伴有骨盆倾斜,患侧肢体看起来比健侧长,为功能性下肢不等长,一般经过足够的休息制动后(大约 2~4 周)便可逐渐恢复正常的双下肢等长。

怎样采用垫高法判断儿童下肢不等长

采用垫高法测量儿童下肢不等长,让患儿双膝伸直站立、双侧膝盖骨(医学上称"髌骨")朝向前方,双足底平稳落地负重,通过观察站立位时骨盆是否等高判断是否存在结构性双侧下肢不等长。同时，不断尝试采用木板垫高短侧肢体达到双侧骨盆等高，量取木板高度即为下肢短缩的长度差。

怎样采用测量尺来区分结构性和功能性下肢不等长

功能性下肢长度的测量值通常为脐部到内踝尖端的长度，而结构性下肢长度通常测量同侧髂前上棘到内踝尖端的长度。采用测量尺区分结构性和功能性下肢不等长具体方法及判断结果如下：(1)孩子平卧位，体位摆正，双下肢膝盖骨(髌骨)朝向天花板方向，双下肢伸直，脐部至内踝的距离和髂前上棘至内踝距离均不相等则为结构性下肢不等长；(2)脐部至内踝尖的距离不等，而髂前上棘至内踝尖的距离相等则为功能性下肢不等长。

怎样采用台面法测量大腿和小腿长度

下肢包括大腿和小腿两部分，想要找出下肢不等长的原因就要区分到底不等长是由于大腿不等长还是小腿不等长引起。我们可以通过在检查台上平卧位测量大腿和小腿长度找出具体部位。具体方法如下：患者平卧于检查台上，屈髋、屈膝各90°，分别测量大腿、小腿的长度，从而找到不等长的具体部位。

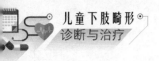

儿童下肢不等长会出现跛行步态吗

跛行是患儿出现的下肢运动功能障碍。根据跛行步态不同,我们可分为避痛步态、外展肌步态、马蹄步态和划圈步态。避痛步态是由于下肢疼痛导致的跛行,继发于下肢创伤、感染及炎症,典型特征为患肢站立相负重时间缩短,在经历短暂的负重后,迅速将重心调整至健侧肢体。外展肌步态是由于髋脱位或神经肌肉疾病,导致患侧髋外展肌无力。行走时外展肌无法通过收缩保持骨盆水平,故出现站立相时骨盆倾向健侧,肩部向患侧倾斜。马蹄步态为跟腱挛缩所致,站立及行走时常以"足趾—足跟"顺序着地,见于马蹄内翻足、脑瘫及特发性尖足患儿。划圈步态常见于肢体不等长或足踝疼痛患儿,通过划圈行走,可减少行走时由于一侧肢体较长造成的躯干倾斜及不稳,同时可有效减少踝关节活动。

轻微的双下肢不等长,只要不超过 2 cm,在行走时不会出现明显的跛行。当长度差超过 2 cm 时,由于长短差异过大、脊柱和骨盆失代偿,造成跛行步态。对于跛行患儿,要注意观察跛行特点,鉴别跛行原因,弄清楚下肢不等长是否是造成跛行的直接原因。此外,还要注意患儿能否自行调整,垫增高鞋垫能否正常行走或运动。

儿童下肢不等长为什么会腰痛

当儿童下肢不等长明显、脊柱或骨盆失代偿引起下肢步态异常时，人体的生物力线就会偏离中立位，出现高低肩、盆骨歪斜等身体不平衡形态。中枢神经为了保证人体平衡，会使身体代偿，而这些代偿或额外补偿会以额外压力的方式加诸于相关的肌肉、韧带及肌腱上，时间一长，就容易出现肌肉劳损、疼痛，出现腰痛，甚至膝关节、髋关节疼痛。

儿童下肢不等长为什么会引起脊柱侧弯

儿童下肢不等长大于 2 cm 时会出现步态异常，长期双下肢不等长，会引发双髋受力不均匀，导致骨盆倾斜，人体为保持力线平衡，会使身体代偿，引起代偿性脊柱侧弯，脊柱突向下肢短的一侧。当儿童下肢不等长伴发脊柱侧弯时，我们应在其足下置木板垫，记录其高度和有无结构性脊柱侧弯，观察垫高短肢后脊柱能否纠正。脊柱不能代偿的患儿仅仅行下肢等长术是不可取的。

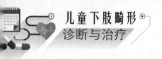

儿童下肢不等长如何诊断

儿童肢体不等长往往是由于患儿及家长发现其异常步态、肢体短缩畸形而就医,医生通过询问其病史、体格检查及影像学检查容易诊断。重要的是确定双下肢不等长的病因、性质、程度等,为治疗提供循证依据。

儿童下肢不等长影像学检查有哪些

由于查体触及的体表标志可能不准确,因此,对于下肢不等长患儿,影像学评估必不可少。不仅可以协助明确诊断,了解不等长原因,精细测量对于制订治疗策略也十分重要。

影像学检查中,双下肢站立负重位全长正位片对于下肢不等长的诊断及测量尤为重要。下肢全长摄片不仅能够直观看到双下肢不等长情况,而且可以了解双侧髋、膝、踝关节的情况。对于合并下肢矢状位成角畸形的患儿还需拍摄下肢全长侧位片。

此外,还可以通过 CT 检查了解患儿有无骨肿瘤、骨结构异常等情况,通过 B 超、MRI 等检查了解患儿有无下肢血管畸形、软组织占位及骨骺生长情况等。

如何协助患儿拍好下肢全长正位片

双下肢站立负重位全长正位片对于儿童下肢不等长的诊断及治疗尤为重要,因此,如何拍好下肢全长片是家长及医生所需要了解的内容。首先,应安抚患儿情绪,鼓励患儿积极配合,必要时家长可在一旁协助。在摄片前采用合适的木垫将患儿双侧骨盆调整至等高,并务必保证摄片时髌骨正对前方。

为什么儿童下肢不等长要预测生长剩余量

儿童下肢不等长是个十分复杂的问题,有的患儿去年两腿差 2 cm,今年却相差 4 cm,这是为什么呢?这是因为儿童处于生长发育期,身高受很多因素的影响,遗传、营养、运动等都可以影响他的生长,且不同时期儿童的生长速度也不一样,所以,患儿下肢长度差异会存在动态变化,差异会越来越大。

生长剩余量,即最终长度差异预测是下肢不等长患儿制定治疗方案中的关键问题。举个例子,如果我们采取骨骺临时阻滞术阻滞患儿长侧肢体骨骺,待双下肢等长时取出,如果患儿还在生长,极有可能 LLD 再次复发,所以最终长度差异预测十分重要。所谓最终,就是指骨骼发育成熟,一般男孩在 17～18 岁,女孩在 15～16 岁。

怎样预测生长剩余量

　　方法一是 Green-Anderson 生长—剩余量图表。要合理应用此图表,医师需要做 2 次至少间隔 3 个月的测量,用以估计患儿生长抑制的百分比,另外可描绘胫骨近端和股骨远端剩余的骺板生长潜力。可以预见骨骺固定术的效果。该方法虽然应用广泛,但较麻烦。

　　Moseley 直线图表由 Green-Anderson 理论精炼而成,这种直线图表简化了 Green-Anderson 图表,更加直观,便于应用。它主要基于两个原则:(1)该图表中由肢体长度和骨龄决定生长率。(2)可用两条直线分别代表两侧肢体的生长。长、短肢体间的斜率差异间接反映了不正常肢体的生长抑制情况。该图表的优点是可代表肢体生长的全过程。

　　目前应用最方便且最广泛的是"乘法器"法。美国 Paley 医师基于 Anderson 的数据,设计了一种"乘法器"方法来预测儿童下肢长度差异,用起来非常方便。他采用现有的数据库,将骨骼成熟时股骨和胫骨长度按每一年龄段的股骨和胫骨长度划分为百分位数组。它可以应用于预测肢体不等长和剩余生长量,并计算骨骺阻滞术时机。实践证明这个方法简便实用,仅需要 1 个数据点就可预测成熟时肢体长度。Paley 医师把这一方法和Apple 公司合作,将这一软件作为一个免费的附件放在 App Store 里可以下载。家长可自行在 apple store 里面免费下载装到苹果手机上,就可以预测自己孩子的最终长度差异,关于患儿的最终诊疗方案还需要进一步与您的主治医师详细沟通。

儿童下肢不等长的治疗目的是什么

儿童下肢不等长的治疗目标是获得平衡的脊柱和骨盆,等长肢体及矫正力学负重轴。使患儿得到下肢外观,尤其是下肢功能的恢复是我们治疗的最终目的。这些目标可根据不同的临床现象而改变,对于一个僵硬性脊柱侧弯伴倾斜性腰骶畸形的患儿来说,一定程度的肢体不等长反而有助于维持脊柱的平衡。

是不是所有的儿童下肢不等长都需要治疗

儿童下肢不等长是种复杂的疾病,很多家长发现孩子下肢不对称或不等长都十分紧张,那么是不是所有的儿童下肢不等长都需要治疗呢?答案当然是否定的,0.5～2.0 cm 的肢体不等长也常见于正常、无症状的人群。对于小于 0.5 cm 的下肢不等长,往往没有临床症状,不需要治疗,密切观察即可。1.5 cm 以内的肢体不等长一般也无需治疗,除非患者要求治疗。

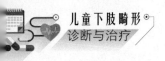

哪些情况下儿童下肢不等长可以选择保守治疗

对于 1.5 cm 以内的儿童下肢不等长一般无需治疗。如果患者要求治疗,可用 1 cm 厚鞋垫增高治疗。鞋垫不需要补偿全部不等的长度,因为正常人很少在站立时将髋和膝关节完全伸直,而且多数正常人双下肢长度也存在着不明显的差异,只要对肢体的功能无影响即可。

当儿童下肢不等长长度差异较明显时,如果孩子或家长不想手术,也可以尝试保守治疗,可采用垫高鞋底的方法,用鞋内垫高的方法补偿下肢的长度,但这种方法有一定的限度:对于 2～4 cm 不等长者需从鞋的外部垫高,仅鞋内增高鞋垫难以满足长度差异的需要,但鞋底的前部可以少垫一些,差异不大者可只垫高鞋跟,差异大者应该垫高整个鞋底;为限制外部垫高得太多,可以给孩子选择定制矫正鞋,将肢体长的一侧鞋跟削短 1 cm 同时垫高短侧肢体的鞋跟;然而鞋底垫高 5～10 cm 时既难看又不稳定,这时候有经济实力的家长可选择支撑物或足踝矫形支具,以辅助支持踝关节。

为什么严重儿童下肢不等长需要穿矫正鞋

对于严重下肢不等长儿童手术之前穿矫正鞋是十分必要

的,这是为了防止LLD患儿继发其他畸形的重要手段,它不仅有助于平衡脊柱及骨盆,而且可以促进短侧肢体的肌肉发育,防止跟腱挛缩和其他问题。

由于儿童的生长发育,下肢长度及足的大小随发育不断变化,一般每6个月左右需要进行一次矫正鞋高度的调整,更换新的矫正鞋。

儿童下肢不等长有哪些手术方法

针对儿童下肢不等长,手术方法主要分为四种:1.通过手术阻止患儿长的一侧肢体生长,即骨骺固定术;2.通过手术减缓长侧肢体的生长,待肢体等长时解除阻滞,即暂时骺阻滞术;3.通过手术将长侧肢体短缩,即长侧肢体短缩术;4.通过手术及外固定器将短侧肢体延长,即肢体延长术。

总体来讲,前三种方法都是通过手术限制骨骼生长,使下肢达到等长从而解决问题。第四种肢体延长是将短缩肢体截断,通过外固定架逐渐延长,最终达到双侧肢体等长的效果。以上4种方法都各有利弊,在选择手术方式时不仅要从医学角度出发考虑每种方法的适应证及优缺点,还要充分考虑患儿及家长的身体及心理接受能力,所以请家长在选择手术方法时务必听取医生的专业意见,选择最有利于患儿的方法进行手术。

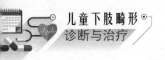
什么是骺固定术

　　所谓骺固定术,即提早融合长侧肢体的一个或几个骨骺,等待较短侧下肢继续生长以减少二者的差距。对生长的小儿来说,骺固定术简单易行且安全。这种方法适用于仍有生长潜力,下肢长度差大于 8 cm 的患儿。但应仔细选定手术时间和预测正常一侧的生长。骺固定术后约有 5%～10% 的病例有估算错误及术后感染等并发症发生。这种手术完全破坏了骨骺板,一旦估算手术最佳时机不精准,则没有再调整的余地,需要谨慎。

什么是临时骺阻滞术

　　临时骺阻滞术是目前应用较广泛的儿童下肢不等长矫形方法,它的技术原理来自 Hueter-Volkmann 定律:骺板在压应力下的生长速度会减慢,手术对象应是骨骺未闭合、仍有生长发育潜力的儿童。通过限制骨骺的生长,使异常生长的一侧或双侧骨骺暂缓生长速度,而未限制的骨骺则正常生长,从而达到治疗儿童下肢不等长的目的。临时阻滞骨生长是可以控制的,一旦下肢不等长得到矫正,即可取出用于阻滞骺板的内固定,使骺板恢复生长能力。在 X 线控制下行骨骺阻滞手术,定位更为准确。术中不损伤骨膜和骺血管,则不会发生永久性骺阻滞。取出时不要切开骨膜,也不要干扰骺板。

目前,可用于临时骺阻滞术阻滞生长的器械有 U 型钉、骺板空心螺钉及 8 字钢板,其中骺阻滞应用最多的是 8 字钢板,它具有弹性张力,两枚空心螺钉可以随着儿童骺板的生长逐渐张开,所以不容易发生钢板、螺钉的断裂和移位,不穿过骺板,因此不会对孩子的骺板造成直接损伤,一般不易引起骺板的永久闭合。

哪些下肢不等长患儿适用于临时骺阻滞术, 哪些情况又是手术禁忌

虽然骺阻滞术应用广泛,但并不是所有下肢不等长患儿都可以采取这种手术方式解决问题。那么,临时骺阻滞术的适应证有哪些呢?其适应证包括:(1)孩子由于肢体过度生长导致的双下肢不等长;(2)下肢长度差 2～5 cm;(3)患儿骺板尚未闭合,畸形仍在进一步加重;(4)同时合并有下肢成角畸形,例如膝内/外翻等;(5)无其他系统疾病,可耐受手术治疗的患儿。

临时骺阻滞术的禁忌证包括:(1)因肢体短缩导致的双下肢不等长患儿;(2)下肢长度差<2 cm,或>10 cm,长度差<2 cm可以采取垫增高鞋垫的方法矫正,长度差>10 cm 建议采用肢体延长的方法进行手术,且一般需要两次延长;(3)生长发育成熟,或因其他原因,骺板已闭合的患儿,对于此类患儿骺阻滞已经没有任何意义;(4)其他系统疾病,无法耐受手术治疗的患儿。

临时骨骺阻滞术患儿术后护理及康复应注意哪些问题

(1)术后第二天即可在避免负重条件下活动相应关节;(2)术后1周即可下地负重活动,如果患儿不能接受可采取被动关节活动;(3)对于术后活动恢复较慢的孩子,可以家长或支具辅助下进行下肢行走或关节功能康复锻炼;(4)心理辅导。

临时骨骺阻滞术患儿如何做好术后随访

临时骨骺阻滞术是将健侧肢体骨骺临时阻滞,一旦下肢不等长得到矫正,即可取出用于阻滞骨骺的内固定,使骺板恢复生长能力,术后随访十分重要,阻滞过度则有可能导致新的问题出现,现将患儿术后随访中需要注意的问题介绍如下:(1)术后每3个月到主治医师处随访1次,拍摄X线片了解术后恢复情况;(2)如果下肢机械轴恢复正常,或者略有矫枉过正,即可取出8字钢板;(3)控制下肢过度生长的8字板,原则上不超过18个月,以免造成骨骺永久阻滞;(4)8字板取出后6~12个月复查,评估矫正效果;(5)孩子18岁前建议每年定期复查。

骨骺已闭合、生长发育已经成熟的下肢不等长患儿应该采取哪种治疗方法

如果患儿骺板已闭合、生长发育已成熟，说明他不再具备肢体生长的可能，我们可以采用长侧肢体短缩术来矫治。

肢体短缩术是指通过切除一段股骨或胫骨的方法使双下肢达到等长的目的，当然前提是患儿或家长可以接受身材高度的丢失。我们在实施手术的时候，可以选择胫骨短缩或者股骨短缩，一般是胫骨短造成的下肢不等长患儿，我们缩短对侧胫骨；股骨短缩造成的不等长，我们短缩对侧股骨，因为手术必须保证膝关节在同一水平面，这对于外观十分重要。

通常，我们将患儿股骨缩短比胫骨缩短更容易使其身体耐受，首先股骨软组织和肌肉丰富，皮肤切口恢复快，起到减小疤痕的效果，最重要的是截骨部位可以迅速愈合，并发症少。胫骨短缩需要将胫骨及腓骨同时短缩，且相对愈合慢，可能出现延迟愈合和骨不连的情况，伤口容易感染，可能会引发小腿前区肌肉缺血性坏死。当然，如果肢体不等长仅仅局限于胫骨，我们也仅能选择胫骨短缩，因为要保证双侧膝关节的高度一致。在短缩程度上，切除胫骨 3 cm 以上，控制足踝的小腿肌群就可能出现长期松弛无力的情况，导致患儿行走、运动出现问题。而股骨即使切除 5～7 cm，大腿肌肉仍不会变弱。所以，在选择胫骨短缩术时医生及家长都要谨慎。

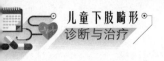
临床上常用的股骨短缩的方法有：1.斜行截骨，利用下段的外侧骨皮质嵌插在上段髓腔内；2.截骨后断端重叠并以 3～4 枚螺丝钉固定；3.阶梯状截骨再用髓内针或螺丝钉做内固定；4.单纯横断截骨，切除一段并以髓内针固定；5.双段 V 形截骨，其中间一段切除；6.斜形滑动截骨；7.粗隆下截骨，切除一段再用接骨钢板固定；8.股骨髁上切除截骨术等。这些方法家长仅仅了解即可，具体选择哪种方法的任务就交给您的主治医生吧。

如何治疗因下肢短缩而造成的儿童下肢不等长

对于因一侧肢体短缩而造成的下肢不等长，我们可以通过延长患侧肢体达到矫形的目的。

肢体延长顾名思义就是将短缩肢体截断，通过外固定架逐渐延长，最终达到双侧肢体等长的效果，其基本原理是俄罗斯Ilizarov医生的牵张成骨原理，也就是说任何组织（包括骨骼、血管、神经）在应力和张力作用下会出现活跃再生。

肢体延长是一个比较长的过程，需要患者及家长的全力配合，成功的肢体延长在很大程度上依赖于患者在外固定器的护理和康复训练方面的努力。虽然近年来因技术的改进已降低了肢体延长主要并发症的发生率，但该项技术仍然具有一定的难度。许多有肢体延长适应证的患者，其实更适合做肢体短缩术，如患者不能经常来医院接受随访，或对外固定架的护理和强力康复训练无保障者，不如选择其他非延长性的方法。准备做肢体延长术的患者及家长,可首先咨询或了解其他已经实施过手术的家庭。

哪些患儿适合采用肢体延长术解决下肢不等长? 哪些又是肢体延长术的禁忌证

肢体延长术的适应证包括:1.因一侧肢体短缩而造成的下肢不等长的患儿;2.双下肢长度差>5 cm,且出现明显的不稳定步态、生活不能自理或肢端因自身代偿已出现明显畸形;3.延长骨的上下关节要求稳定;4.肢体无神经、肌肉、皮肤及软组织异常,肢端血运良好;5.骨质正常;6.患儿及家长有接受长期反复延长心理承受能力。

肢体延长术的禁忌证包括:1.延长肢体远近端关节不稳定,延长过程中可能造成脱位的患儿;2.肢体麻痹合并肢体短缩的患儿;3.骨质异常患儿;4.无法接受长期反复延长心理承受能力的患儿及家长。

肢体延长术什么时候实施效果最好? 是否可以一次性达到患儿肢体等长的目的

手术时间,何时手术,很多家长到处咨询,很多医生也不甚了解,回答模棱两可。由于整个治疗过程较长且需要小朋友和

家长的配合,因此传统观点认为肢体延长术接受手术年龄应在6~7岁以上,然而我们在临床上发现,年龄相对较小的患儿并发症更少,因此主要看患儿最终的肢体长度差异程度。

如果预测长度差异在8 cm内,手术则可以在孩子大一点的时候进行,一般12岁以后很多孩子都会骤然生长,12~15岁实施一次性手术就可以解决问题。如果这个手术想在12岁以内一次性延长到位,则会引起短腿提前长到位,那么健侧肢体要穿一段时间矫正鞋。当然,在等待手术的时间,为防止患儿出现骨盆及脊柱倾斜,需要穿矫正鞋预防。

如果预测的最终肢体长度差异在9 cm以上,则手术需要分两次进行延长,一般认为一次延长幅度不超过15%,最多40%,一次延长太多可能会造成继发性关节问题,因此4~8岁就可以进行第一次手术,若等到孩子长大再延长,关节活动可能会大受影响。

如果患儿需要分两次到三次进行延长,手术间隔多久呢?一般是2~4年,即这次延长5 cm,拆除外架后,等2~4年再做第二次延长,目的是让软组织有一个充分康复的空间。

肢体延长术的具体方法都有哪些

肢体延长公认起源于意大利博洛尼亚的 Codivilla 医生,1904年他在美国亚特兰大报告了肢体延长。发展至今,已经形成很多具体方法。目前,应用最广泛的是俄罗斯库尔干 Gavriil

A. Ilizarov医生发明的Ilizarov技术。

(1) Wagner技术(骨干延长、植骨并用钢板固定):首先,通过Shanz螺钉打入需延长肢体骨干,皮质固定,于骨干中部截骨,通过外固定器将Shanz钉分别向肢体远近端延展,每日1 mm,达到预计长度后再手术向间隙内填充骨松质,并以钢板固定,待骨质愈合,髓腔贯通后拆除钢板。

(2) Wasserstein技术(延长后皮质骨填充髓内钉固定):截骨后按照Wagner方法延长,延长长度满意后,间隙填充植骨,髓内钉固定,并用外固定器加压,待骨质愈合后拆除固定。

(3) De Bastiani技术(软骨痂牵开的肢体延长术):通过螺纹半针双皮质固定,截骨后等待10～14天,使软骨痂形成,然后开始延长,达到预计长度后停止延长,待骨质愈合良好后去除外固定。

(4) Ilizarov技术(亦为软骨痂牵开法):目前肢体延长术采用最广泛的技术。它是采用交叉克氏针双皮质固定待延长骨,锁定于环形外固定架,金属杆连接,截骨后待10～14天早期软骨痂形成,即开始延长,达到预期长度后停止延长,骨质恢复良好后去除外固定。Ilizarov技术不仅可以延长肢体,同时可以矫正患肢的成角畸形。

(5) Taylor技术(六轴空间外固定架技术):Taylor立体支架为目前世界上最新的矫形外架技术,也已被应用于肢体矫形和延长,它同样利用了Ilizarov支架的缓慢矫形原理,但加入了计算机程序提供的六轴向畸形分析系统,可同时矫正多个平面的畸形。Taylor和Ilizarov支架在延长率和并发症发生率上并

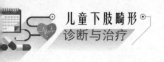

无差别,然而,利用 Taylor 支架更容易实现旋转、横断面矫形及残余畸形矫正。但 Taylor 外架费用高昂,如果患者仅存在肢体不等长单一畸形建议谨慎选择。

Ilizarov 技术的核心内容有哪些

Ilizarov 技术的核心内容包括:(1)微创截骨,保护骨膜以利于骨的生成;(2)截骨后等待 10～14 天潜伏期再延长;(3)缓慢持续有节律地牵张,每日 3～4 次,每日最大延长距离不超过 1 mm;(4)坚强和稳定固定骨段,环形支架和克氏针结合能有效控制骨段的移动;(5)既可用于创伤及并发症治疗,也可以用于肢体畸形矫正。

肢体延长术有哪些并发症

肢体延长术一般无大风险,但在延长的过程中时常出现问题和并发症。家长需要对此有所了解,介绍如下:

(1) 术中:①穿针过程中可能损伤血管神经;②实施骨皮质切开术的过程可能会干扰骨内、外膜的血运,截骨部位可能会发生斜形或粉碎性骨折,牵拉腓总神经可能会导致神经损伤。

(2) 术后早期:①皮肤坏死;②切口感染;③间隙综合征。

(3) 牵开延长期:①螺钉或针道可能会导致软组织感染、坏死,甚至引发骨髓炎;②长期肌肉失用会导致肌肉挛缩;③肌肉无力;④牵开速度过快导致神经损害:腓骨近端骨骺分离导致腘窝外侧神经损害;筋膜条压迫腓总神经;股神经或坐骨神经损害。因此建议延长速度低于 2 mm/天;⑤关节脱位或半脱位;⑥关节僵硬;⑦血管问题:深层静脉栓塞、高血压、损伤血管、肢体软组织水肿和肥大性肿胀、Sudek 骨萎缩;⑧轴性偏离,造成其他畸形。

(4) 应力骨折和延长段弯曲畸形。

(5) 骨延迟愈合或骨不连。

(6) 精神心理异常等。

Ilizarov 肢体延长术患儿护理及康复应注意哪些问题

我们知道肢体延长是一个长期的过程,需要患儿及家长的全力配合,在患儿的康复护理中需要家长及患儿注意以下问题:(1)术后 7～10 天内患肢免负重,抬高患肢,可以减轻水肿;(2)术后 7～10 天需要以截骨处为重心拍摄 X 线片,了解截骨情况及骨痂形成的情况;(3)注意针道的清洁及护理,可用酒精或苯扎溴铵进行消毒灭菌,每日 3～5 次;(4)术后 10～14 天开始进行肢体延长,每天 1 mm 为宜,最多不超过 2 mm,可分 3～4 次进行;(5)给予患儿心理建设与心理辅导,消除患儿恐惧心理,鼓励患儿早期活动及带架负重行走。

儿童下肢扭转畸形

什么是下肢扭转畸形

　　下肢扭转畸形在儿童中比较常见,就是我们通常所说的"内、外八字步",表现为足尖内指、足尖外指。足尖内指是由以下三种原因引起的:跖骨内收,胫骨内旋,股骨前倾角增加。足尖外指生活中少见,其原因与足尖内指相似,但与足尖内指相反,其中包括股骨前倾角减少和胫骨外旋。

下肢扭转畸形是由什么引起的

　　先天性跖骨内收表现为前足在跗跖关节处的内翻与内收,畸形发生在踝关节前方的足部,而足跟与小腿的骨骼仍保持正常关系,引起儿童足尖内指的步态,俗称"内八字"步态;胫骨内旋是指直立后以身体为中轴,胫骨从身体外侧往身体中轴内侧的方向旋,就是内旋,相反就是外旋;股骨前倾角指的是股骨颈与股骨远端内外侧髁连线之间的夹角,如果前倾角过大,当股骨颈在中立位的时候,则会发生股骨内旋;如果前倾角过小,当股骨颈在中立位的时候,则会发生股骨外旋。通常,前倾角过大多发生于女性,而前倾角过小多发生于男性,这就是为什么很多女孩会出现足尖内指,而很多男性会出现足尖外指。

下肢扭转畸形有什么诱因

跖骨内收多为遗传因素引起,还有认为是由于胎儿在子宫内位置不正引起,畸形在出生时不一定明显。有研究报道仅1/3的患儿在出生时被发现,其余在出生后平均2.8个月才被确诊先天性跖骨内收畸形,并且这种畸形常合并先天性马蹄内翻足和髋关节发育不良。胫骨旋转大部分是由于胫骨先天发育不良造成的,另外小部分是由于胫骨骨折以后复位不佳造成的内旋。

下肢扭转畸形好发年龄

在胚胎发育过程中,肢体旋转受肢体生长和子宫内胎位的影响。大约在妊娠第 8 周时,胎儿下肢处于跪坐的姿势,同时向内旋转肢体。子宫的压迫效应导致股骨向内旋转。出生时股骨前倾角高达 30°～40°,胫骨处于中立位。后来,在成长的过程中股骨和胫骨逐渐向外旋转,因此股骨前倾角慢慢减少到 10°～15°,胫骨外旋到 15°。2/1 000 的儿童会发生跖骨内收这种情况,它通常是双侧的,并且男孩发病率和女孩一样。而足尖内指的原因因孩子的年龄而异。在出生后的第一年,通常是跖骨内收

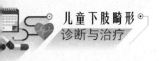

引起足尖内指。在幼儿中,这可能是由于胫骨向内旋转和距骨内收。在儿童早期,股骨前倾角大是最常见的原因。典型的病史是父母讲述孩子走路时足部向内弯曲,并且经常摔倒。股骨前倾角异常通常在儿童早期,4 至 7 岁之间是最严重的病因。这种情况更为常见于韧带松弛的女孩。而导致年龄较大的孩子下肢扭转步态的最常见原因是胫骨内旋或外旋。一般认为股骨前倾角增加有家族性遗传倾向,通常是双侧的,女孩更容易受到遗传影响。这些儿童站立或行走时,可见髌骨并不是指向前方,而是指向内侧;这些儿童在地上玩耍时喜欢跪坐呈典型的 W 位。胫骨内旋通常是双侧的,但有时父母述说可能只有一侧受到影响,常见的表现是经常跌倒和步态笨拙。

下肢扭转畸形会有哪些主要表现

旋转的方向和旋转的角度问题是两种常见的下肢畸形儿童旋转问题,包括内、外旋。下肢扭转畸形,临床上常见如足尖内指、外指等都是父母最容易观察到的儿童步态特点,因此在儿科或儿童骨科会常常见到这类孩子。为了将患病的儿童与正常儿童区分开来,必须详细地询问病史、做全面的临床体格检查。距骨内收是最常见的儿童足部问题,在中国则更为常见于男性、双胞胎及早产儿。足尖外指是指在步行前儿童足被观察到向外旋转。股骨扭转是指股骨颈轴相对于膝关节横轴向前扭转,或指在足部向前处于中立位时,股骨颈轴与踝关节横轴之间的夹角。

股骨内旋时,股骨前倾角消失;股骨外旋时,股骨前倾角加大。股骨旋转产生为髋部肌肉群相互作用的结果。新生儿发育至成人的过程中,由于髋关节的外旋力量大于内旋力量,肌肉向相反方向牵拉,并处于关节囊的纤维张力的约束当中。当前倾角增大时,股骨处于内旋位,很可能是内八字步态,而前倾角减少时,股骨处于外旋位,很可能是外八字步态。股骨颈前倾角亦可在侧位片上测量,于关节面前后缘做连线,其中点垂线与股骨干纵轴交角即为股骨前倾角。

下肢扭转畸形会带来什么不利影响

足尖外指主要由两个原因造成:股骨的过度内旋,导致胫骨出现代偿性的过度外旋;髂腰肌的过度紧张,使得下肢骨整体外旋增加。但是不管出于哪一种原因,外八字走路,脚趾向外的角度过大,都会改变髌骨的运动轨迹,增加膝关节的磨损,同时也会影响腿型,甚至导致膝关节疼痛以及加速关节退化,屈膝时髌骨的位置变化。通常情况下脚尖过度朝外时,人体重心容易落至足弓内侧,这样相当于体重不断给予内侧足弓一定压力,这将容易导致内侧足弓塌陷,出现所谓功能性扁平足的情况。其次,足尖外指对膝关节造成影响,一方面会导致膝关节外侧压力增加,从而引发膝关节外侧半月板磨损加剧,或者引起膝关节外侧疼痛。另一方面,除了膝关节外侧压力增大外,脚到髋的力量传导也会受到影响,破坏了下肢的力学结构,增加运动中受伤的风

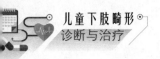
险,影响体形和体态。我们在做下蹲的时候,很多情况下都要求脚尖正直朝前,那么,这个要求对于股骨前倾角正常的人来说会是合适的。但是对于前倾角过小的人,脚尖朝前相当于他们的髋内旋位,而对于前倾角过大的人来说,是相当于他们的髋外旋位。前倾角过小的人,髋关节外旋的范围大,而内旋的范围小;前倾角过大的人,髋关节内旋的范围大,而外旋的范围小。髋关节旋转的范围并不是由肌肉、韧带等软组织决定的,而是由于骨性结构所决定的,如果违背了患儿的骨性结构使患儿下肢处于中立位,就有可能会使他们的关节囊、关节唇等软组织受到更大的牵拉,从而发生不必要的伤害。另外,前倾角异常的话,也会造成膝关节的排列的异常,比如膝外翻、膝内翻、胫股旋转异常等等。所以很多膝关节出现问题的孩子除了要进行常规的评估之外,还要检查股骨前倾角。如果股骨前倾角正常,我们就进行常规的康复训练,如肌筋膜松解、肌力训练、肌长度矫正、动作模式矫正等。但如果股骨前倾角异常,那我们就需要注意矫正的方法,而避免更大的伤害。

下肢扭转畸形会合并其他畸形么

下肢扭转畸形常常会合并发生骨骼畸形、神经肌肉畸形疾病和软组织挛缩。儿童生长过程中髋关节内旋增加,肌肉外旋强度降低,出现一些临床表现,常见的有垂直距骨、儿童髋关节脱位、发育性髋内翻、股骨头骨骺滑脱、跗骨联合和股骨向外扭转,肥胖青少年和胫骨外旋畸形,年龄大一点的孩子出现足尖指向畸形。早产儿和低出生体重儿在独立行走后,足尖外指持续很长时间均是由于缺乏子宫的压迫塑性效果,肌营养不良是另一种常见的合并的疾病。严重的足尖外指畸形可能会合并早期运动疲劳,髌股关节问题导致的膝关节劳损和疼痛。

如何判断是否存在下肢扭转畸形

扭转畸形一词指的是超过或低于绕长骨或四肢的纵轴旋转的正常范围两个以上的标准差,并且被认为不是生理性的。扭转畸形可以是叠加型(股骨向前扭转和向内扭转的组合,或胫骨扭转),或代偿性(合并股骨向前扭转和胫骨向外扭转)。在胚胎发育过程中,肢体旋转受肢体生长和子宫造型的影响。胫骨旋转有三种测量方法。第一种方法(股、足角度测量),孩子躺下俯卧,膝盖弯曲 90°,然后将足和脚踝保持在中立位置,足底与天花板平行。这个沿股骨轴线与足之间的角度是股—足角。第二种方法是让孩子坐在椅子上或检查台的边缘,使下肢自由下垂,膝关节紧靠检查台边缘,计算足部相对于胫骨旋转的角度。第三种方法让孩子再次坐在椅子上检查台的边缘,脚踝相对于小腿保持 90°角,然后画垂直于胫骨轴线的垂线,这条线应该穿过第2 跖骨。如果从第 2 跖骨开始偏差表示胫骨出现旋转。股骨旋转可以通过髋关节间接测量,使儿童俯卧,膝盖弯曲 90°,将腿移开(不用力,仅使用重力使髋关节内旋),反之亦然,将腿向外方

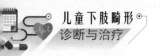

移动,指向臀部的外部旋转,正常髋关节随着年龄的增长,内部旋转度降低到 60°～70°以下(正常上限)。低于以上数字表示股骨向前扭转。髋关节外旋最低限度 25°,如超过这个数字被认为是股骨向外扭转。正常股—足角度为 10°(−5°至 +30°),骨骼畸形、神经肌肉畸形的结果疾病和软组织挛缩都可能会发生下肢的旋转畸形。所以彻底的体格检查是必要的,需要排除痉挛和脑部疾病麻痹、上运动元损伤、脊髓损伤、脊髓脊膜膨出、髂胫束和跟腱肌腱挛缩等神经肌肉问题和软组织骨骼挛缩。胫骨内翻,巨大腓骨和软骨发育不全为罕见原因,而异常股骨和胫骨向内畸形以及足畸形(跖骨内收和拇趾)内收肌是引起旋转畸形重要的骨骼疾病。大多数蹒跚学步的孩子在早期步行时期是由于股骨前倾引起扭转,随着儿童生长发育,挛缩消失,髋关节内旋增加,外旋力量降低。垂直距骨、儿童髋关节脱位、发育性髋内翻、股骨头骨骺滑脱、跗骨联合、股骨外旋扭转和胫骨外旋扭转是年长孩子足尖外指的原因。早产儿和低出生体重儿在行走后仍然持续很长时间的足尖外指是由于缺乏子宫塑形效果(向内旋转)。肌营养不良是一种常见的导致足尖外指的疾病,在临床病史中应注意妊娠和分娩史,观察分娩时间、早产、出生时体重、出生后早期的足部状况、发展状况、儿童对足部的习惯性的姿势、改善或恶化的趋势,以及随之而来的残疾。一个因股骨前扭转而走路时膝盖向内的孩子,可能看起来不仅笨拙,而且严重的足尖外指可能会导致早期疲劳、足部疼痛、髌股关节问题、膝关节劳损。积极了解患儿家族史是较重要的,因为它有参考儿童畸形演变过程的价值。

下肢扭转畸形如何区分病理性和生理性

所有儿童骨科临床医生都必须能够将病理性下肢扭转畸形与生理性下肢扭转畸形区分开来。详细的病史、全面的临床检查通常都是必要条件,同时还应寻求相关的既往史:产前和围产期病史及家族史。临床检查不仅应关注有局部症状的主诉,还应关注全身症状。以下特征提示为病理状态而不是生理性下肢扭转畸形:异常面容、身高,肢体发育不对称,关节活动受限,下肢长短差异/发育不全。大多数正常扭转的自然病史是各自畸形的自行缓解,因此无需治疗。胫骨内旋通常不需要进行 X 摄片检查,除非畸形随着年龄的增长而进行性加重,则必须排除病理原因,如里氏病、布朗特病或其他骨骼发育不良。正常的儿童发育是指胫骨在 90% 的情况下,儿童 8 岁时,胫骨向外部旋转,内旋逐渐消失。出生时发现的跖骨内收畸形中,85% 至 90% 在孩子一岁时不经治疗即可恢复,严重的畸形或无法修复的畸形需要以温和的支具和连续石膏的形式进行治疗。

下肢扭转畸形的严重程度如何区分

根据畸形的柔软程度,临床上把跖骨内收分为轻、中、重型。轻型病例中,查体时前足可外展到足的中线,并可超过中

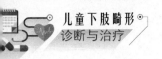

线;中型者前足有一定的柔韧性允许前足外展到中线,但通常不能超过中线;重型者前足僵硬,前足根本不能外展,于足内缘也可见到横行皮肤皱褶,或发现大拇趾与第2趾的趾蹼间隙增大。一般情况下,轻型跖内收不需要治疗而能自愈,中、重型跖内收最好早期治疗,通过一系列手法牵伸和石膏矫形固定6至12周,抑或直到临床上恢复足的柔韧性为止。在临床检查中,足呈C形具有凸出的外侧边界和凹入的内侧边界。儿童俯卧,膝盖弯曲至90°,这是一条将脚跟平分的直线通常通过第二个脚趾。根据脚跟等分线的位置将这种畸形分为轻度、中度和重度。婴儿的股骨前倾角平均内翻40°旋转和70°的外部旋转,十岁年龄段内旋转平均为50°,外旋转约为45°。内部旋转更大70°以上。股骨前倾角异常轻度是在70°~80°之间,中度在80°~90°之间,如果大于90°则是严重。诊断时应注意站立、行走和跑步的步态。为了确定畸形的严重程度,应分别旋转左右下肢及评价,必须包括四个指标:1.足推进角;2.股骨畸形;3.胫骨畸形;4.足畸形。为了测量足推进角,必须测量行走和行走时沿脚底的线条运动方向。如果孩子的脚看起来相对于运动方向向外角度将为正(+)。如果孩子的相对于运动,脚向内看方向角度将为负(−)。高度正向表示"足尖外指",高度负向表示"足尖内指"。数字−5°~−10°,−10°~−15°,以及大于−15°分别为轻度、中度和重度畸形。足推进角的正常值为+10°(范围从−3°~+20°)。

下肢扭转畸形还需要与哪些下肢畸形鉴别

　　跖内收需与扁平足鉴别，扁平足是指足弓缺失和承重时足底接触面积增大。柔韧的扁平足经常见于那些肥胖或全身韧带松弛的孩子。几乎所有婴儿和许多儿童都存在扁平足。在学龄前儿童中，足弓通常是被足底脂肪遮盖。随着孩子足底脂肪的增长再吸收，肌肉发达，关节松弛减少，形成运动内弓。柔韧的扁平足儿童通常无症状。下肢扭转需与膝内、外翻相鉴别。儿童到 2 岁时下肢对称弯曲通常是生理性的。建议双脚并拢，测量站立时双股骨髁间距离。在孩子出生时拍摄的下肢照片有助于比较随时间变化改变趋势，不需要进行 X 射线照相检查，除非怀疑是病理性。生理性膝内翻通常会在 4 岁以前自发地纠正。未能按预期纠正畸形表明其是病理性的，因此需要进一步的检查，如摄片和血液检查血清钙、碱性磷酸酶和磷酸盐。在生长期常见学步幼儿的膝内翻矫正为膝外翻，然后与正常成人外翻对齐。肥胖儿童也很常见膝内翻。如果认为畸形是生理性的，但较大儿童的进行性畸形仍需要进行影像学检查，如排除潜在的病理学射线照片。如果畸形还在继续发展，可能需要手术。拇外翻一般表现为拇趾在第一跖趾关节处向外侧偏斜，关节内侧出现明显的骨赘，一些患者骨赘处软组织因长期受鞋子摩擦挤压而出现红肿、积液，称为拇囊炎。严重拇外翻患者可出现其他足趾的偏斜、骑跨。具有拇外翻的患者不一定都有疼痛，而且畸形也

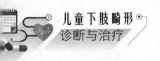
与疼痛不成正比。疼痛产生的主要原因是拇趾骨头内侧隆起后压迫和摩擦而引起急性拇囊炎。拇趾趾关节长期不正常,发生骨关节炎引起疼痛和第 2 跖骨头和第 3 跖骨头下的胼胝引起疼痛。

下肢扭转畸形就医时需要做什么检查

影像学检查通常在外科治疗前或鉴别诊断时才需要。X 线正位片能显示畸形。下面简单叙述下儿童下肢扭转畸形的评估方案。首先评估孩子站立时是否有下肢扭转畸形,健康的腿部姿态包括双腿髌骨齐高、膝关节朝向正前、双脚平行或略微向外转、大腿和小腿之间有个微小角度。不健康的腿部姿态包括髌骨和足部同时内翻(臀部肌肉松懈无力,限制髋关节外旋;股骨前倾);膝盖向前,但双脚内翻(髌骨不固定,胫骨内旋);膝盖向前,但双脚外翻(髌骨过度外旋,髌骨限制内旋,胫骨外旋);髌骨内旋,胫骨外旋,但双脚看起来平行向前(膝关节内旋和胫骨外旋),站立时让孩子脚尖向前,可以直接观察到髌骨内旋的角度。其次,可以通过观察孩子的脚印评估是否有下肢扭转畸形,下肢体态健康孩子走路留下的脚印表现为足迹整齐,脚趾朝向行进线方向。下肢旋转畸形的孩子走路留下的脚印表现为足迹整齐,但脚趾朝向内或向外。最后,可以通过体格检查评估是否有儿童下肢扭转畸形。垫上测试:孩子将肚子贴于垫子上,大腿平行于地面,双腿后屈,大小腿弯曲成 90°,小腿左右移动,5～6 岁的孩子,小腿向髋侧旋转的角度和小腿向臀侧旋转的角度均可以达到 45°。髋关节过度内旋的孩子,小腿向髋侧旋转的角度可以达到 70°～80°,而小腿向臀侧旋转的角度通常只有 10°～20°,非常有限。儿童股骨前倾角评估方案:让孩子向前走,腿向前移动,让他的腿停在半空中并观察腿部姿态,向内扭动的儿童通常难以控制脚的位置。当足部向前移动并放在地板上时,可以看到大腿和脚向内旋转。这种向内旋转的下肢与臀部肌肉的张力相关。或让孩子躺在垫子上,我们可以清晰地观察到孩子在控制步行时臀部旋转时遇到的困难,让孩子将一条腿抬到 45°,并保持 20 秒,如果孩子的屈髋肌群肌肉具有良好的力量,髌骨将面朝上,并且在该位置可以容易地保持整整 20 秒;如果孩子的屈髋肌群肌肉不健壮,则肌肉疲劳时,小腿会向内旋转下肢,使髌骨向内旋转。

什么年龄下肢扭转畸形需要治疗

85％～90％的跗骨内收儿童出生时就被确诊,但未经治疗一年即可痊愈。家长们被要求一只手握住婴儿的足跟,另一只手握住婴儿的足的前部,外旋伸展足部,矫正足部"C"形曲线,并可以略微过度矫正。上述康复方法可以在每次换尿布时的五分钟内完成。持续八个月以上未愈的跗骨内收,以及僵硬性畸形,可能需要系列石膏治疗。如果进行治疗,在八个月大之前开始效果会更好。石膏应每两周更换一次,通常在三到四次后进行

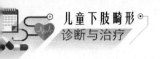

校正。18 个月时,胫骨扭转是最常见的下肢旋转畸形的原因。胫骨扭转的原因包括宫内的位置压迫,出生后以俯卧姿势睡觉,以及 W 形跪坐在脚上。胫骨扭转的孩子胫骨向内侧扭转伴髌骨面朝前方,双脚向内。这会导致足部前进角度和股足角向内增大。在 90％的病例中,出生后到八岁时胫骨内扭转逐渐自行缓解。如临床未缓解则可以接受胫骨截骨术,主要的并发症有骨间隔室综合征及腓神经损伤。手术矫正的指征包括:(1)年龄超过八岁,(2)患有严重或功能性畸形,(3)股足角超过平均值,大于三个标准差。股骨前倾角增加通常是家族性的,并且通常是双侧的,对女性的影响大于男性。儿童股骨前倾角增加,使之行走时髌骨向内,步态显得笨拙,并容易绊倒。孩子会有强烈的倾向跪坐呈小腿向外的“W”位置。体格检查显示髋关节内旋增加(高达 90°)。通常在三岁时诊断股骨前倾增加,在 4～6 岁时达到峰值,然后逐渐消退。在 80％以上的病例中发生自发消退,儿童可以测量髋关节的运动范围,每 6～12 个月记录一次,可以观察到股骨前倾角减少。股骨前倾角增加是一种良性疾病,非手术治疗无效的情况下可以接受外科矫正手术,但是手术并发症较多。手术指征包括:(1)年龄超过八岁,(2)严重畸形,造成严重的先天性和功能性残疾,(3)前倾超过 50°时,(4)畸形超过平均值三个标准差,(5)家庭遗传因素。股骨后倾在婴儿期早期常见。股骨后倾更多常见于肥胖儿童。股骨后倾是单侧发病多见的,右边常见。体格检查显示有外旋增加至几乎 90°,并且内旋减少。它可能在第一年内会逐渐消失,自行改进步行。如果自行缓解不明显,并且持续性外旋,在 2～3 岁的就诊时表现出来,持续性股骨向外扭转可能导致下肢骨折,股骨头骨骺滑脱。

下肢扭转畸形的治疗方法有哪些

股骨内旋的孩子单腿站立时,由于臀部肌肉和大腿外侧肌肉(髂胫束、阔筋膜张肌)力量不足,为了保持身体平衡,孩子站立时骨盆和躯干会向侧面倾斜。我们应该让孩子用单腿单侧站立,上体保持正直,支撑腿脚尖朝前,双腿膝关节均朝前,努力地用腿部和臀部的力量保持平衡,让孩子体会用臀部和腿部肌肉发力使自身保持平衡的感觉。该动作做 3～5 次/天:每次持续 5～10 min。跪坐时小腿向外呈 W 形,从前面看去,像英文字母"W"一样,所以称"W 型坐姿",该坐姿使膝关节被动进入极度内旋的状态,导致儿童整个下肢向内旋转,当儿童髋部可内旋 80°～90°,而外旋只能 0°～10°,该儿童常常跪坐坐姿呈现"W"形,或用臀部压着脚,导致骨骼生长自我外旋的矫正遭到阻碍,也不利于骨盆的发育。因此,需辅助孩子多练习盘腿坐、踢毽子等需要股骨外旋的动作,加强做髋关节外转伸展运动。在孩子很喜欢 W 坐的年龄阶段(一般是幼儿时期),就要尽快纠正他的坐姿习惯,最好是学龄前及时纠正,超过 8 岁以上再做纠正无统计学意义。如果干预措施效果不理想或者缺乏干预机制,可采用内八字矫正鞋和内八字矫正鞋垫的手段。另外让孩子躺在垫子上,单侧腿向上抬起 45°,保持 20 s。股骨内旋的孩子由于臀部和腿部外侧肌肉以及髂腰肌不发达,肌肉疲劳时,较难控制自己膝

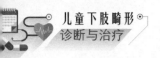

关节朝向正上方,从而出现股骨内旋,小腿向内侧扭曲,脚尖内翻的姿态。此时,告诉孩子努力控制自己的髋部和小腿,不要向内翻转,脚尖不要发力,用大腿和臀部的力量控制腿和脚尖的方向。努力保持该姿势 20 s 以上。让孩子体会腿部和臀部发力的感觉。该动作每天做 3～5 次,每次 2 min。

什么情况下肢扭转畸形需要手术治疗

　　下肢扭转畸形外科手术实施之前需确定畸形严重程度和影响程度。定期随访是得到适当治疗的保证。"足尖内指"随着年龄的增长会逐渐消失。99％的旋转畸形能自发改善,只有 1％的人需要接受外科手术,并在 8 岁到 10 岁的年龄段进行手术干预。蹒跚学步儿童"足尖外指"最常见的原因是髋关节外旋肌挛缩,通常被认为是正常的并且逐渐缓解。胫骨外旋无需特殊处理。在少数情况下,畸形不会随着年龄增加来改善股足角,且改善角度小于 10°,这时,胫骨截骨术对矫正很有帮助。从 3 岁起,股骨前倾是"足尖内指"最常见的原因。这种情况在韧带松弛的女孩中更为常见。受影响的孩子们倾向于跪坐成"W"形。他们站立时膝盖向内旋转。体格检查髋关节内旋大于 75°,外旋小于 25°。畸形严重程度可在 4～6 岁时达到高峰。这些患者在 8～10 岁之后,非手术干预在临床上的价值有限,因此,需要进行矫正截骨术。原发性胫骨外扭转并不常见,它通常继发于髂胫束挛缩。胫骨向外扭转畸形可导致前膝髌股关节力线紊乱,并引起疼痛和足部劳损,见于初级或发育型以及股骨头骨骺滑脱。畸形会导致长期疼痛和髋关节退行性改变,且不会随着年龄的增长而改善。股骨后倾的非手术治疗常常是无效的。常见的年龄在4~7岁之间。通常单侧发生并伴有胫骨生理性外向旋转,使胫骨外旋程度增加。畸形严重的患儿需手术治疗,手术并发症发生率高,应该直到孩子超过10岁时才开始接受手术。手术矫正成功的标志是股足角超过40°。胫骨向外扭转常引起功能障碍,髌股关节不稳定和疼痛,因此,胫骨向外扭转比胫骨向内扭转更适合于接受截骨术矫正。

发育性髋关节发育不良(DDH)

概述

　　发育性髋关节发育不良(Developmental dysplasia of the hip, DDH)是指一系列髋臼和股骨近端畸形以及头臼相互关系异常的疾患，包含发育不良、半脱位及全脱位，是小儿最常见的髋关节疾患，如能做到早期诊断和早期治疗，治疗效果是满意的。反之，易导致儿童肢体残疾。DDH 早期诊断与及时治疗已成为广泛共识。

　　DDH 是一个动态过程，不稳定的髋关节可能几周内变得稳定，非常轻微的发育不良也可能恶化为不可复位的严重脱位，所以需要强调 DDH 是一种动态发育性疾患，会随着生长发育而发生改变，或逐渐好转或进一步加重，需要我们持续观察至骨发育成熟(男孩一般 15 岁，女孩一般 14 岁)。

　　后期会对儿童的生长发育造成哪些影响?

　　对于 DDH，如果能在早期发现、诊断并适当治疗，可获得正常的髋关节。如果延误诊断和治疗，即便是那些病理情况比较轻的病例，可能随时间的推移和行走，受累髋关节病理改变继续进展，一部分会发生髋关节完全脱位；另一部分不会发展成完全脱位，但会出现髋关节退行性改变，即表现为跛行和关节的疼痛等症状,影响患者生活质量。常见的晚期并发症,例如髋关节慢性疼痛、早发骨性关节炎、步态异常和肢体短缩等等。国外学者Aronson 等报道髋关节骨关节炎(OA)中 43% 是由于 DDH 所致,Engesaeter 等的研究显示 40 岁以下全髋置换术中 1/4 源于婴幼儿时期 DDH 的延迟诊治。

为什么会发生 DDH

DDH 确切的病因尚未完全明了,目前认为本病是遗传因素及环境因素共同作用的结果。其发生率大概在 1~3‰,可能与种族、地理环境、生活习惯、性别、关节松弛、胎儿在子宫内的位置及基因突变等因素有关,DDH 是遗传因素和环境因素共同作用的结果。

DDH 发病特点及高危因素

一般来说,女孩发病比男孩多见;左侧比右侧多见,约 20% 的 DDH 患者有家族遗传史,而 80% 的 DDH 均是第一胎。具有某些先天性疾病,如马蹄内翻足、多发性关节挛缩、斜颈等疾病也是 DDH 患病的高危因素。

习惯背背婴儿的民族 DDH 发生率低,喜欢用捆绑方法的民族(云南、西藏等),使新生儿髋关节固定于伸展、内收位,其发生

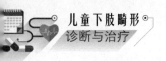
率明显增高,国际髋关节发育不良协会(International Hip Dysplasia Institute)推荐采用健康的有利于髋关节发育的襁褓方法,不同于传统的伸髋伸膝、紧缩捆绑,新的方法更加宽松,提供了髋关节屈曲及外展的空间。

在生产过程中,婴儿臀位产发病率较高,而正常生产发病率相对较低;剖腹产发生髋脱位较阴道产高,同时也发现剖腹产中体重重的婴儿发病率较高。

DDH 病理学特点

DDH 的病理变化主要包括两方面:骨骼和软组织。这两方面的变化因 DDH 严重程度不同,病理变化程度不同,随着患儿年龄的增加,病理改变逐渐加重和复杂,并出现继发性病理异常,使治疗更加困难、预后更加不可预料。包括以下:

(1)骨骼病理改变:包括构成髋关节的髋臼、股骨头、股骨颈、骨盆的异常,甚至脊柱的发育也受到影响。髋臼变形,髋臼窝浅而狭窄,方向异常呈三角形,髋臼指数增大;髂翼因脱出股骨头的反复刺激而出现凹陷并形成假髋臼;正常球形的股骨头变形,呈椭圆形或不规则形,股骨头骨骺出现迟缓;股骨颈变短变粗,股骨颈前倾角增大(正常 5°~15°,部分增大>60°);骨盆倾斜,脊柱代偿性弯曲。双侧脱位的 DDH 患儿因骨盆较垂直、腰椎前凸增加,臀部后突,行走时左右摇摆呈"鸭步"步态。

(2)软组织病理改变:关节囊拉长、狭窄,形成葫芦状或与髂翼粘连封闭髋臼形成皮鼓状,阻碍股骨头复位;关节盂唇增厚、内翻入髋臼阻碍股骨头复位;圆韧带因受牵拉而增厚、增长、肥大;髋关节周围的肌肉和筋膜如臀肌、阔筋膜张肌、内收肌群、髂腰肌等随着股骨头向上移位而挛缩。

DDH 如何分型

DDH 根据病变程度不同,一般分为三型:

(1)髋臼发育不良:髋臼陡而直,髋臼指数增大,髋臼对股骨头覆盖不良,但是股骨头仍在髋臼窝内,多数患儿早期无任何症状,仅仅在体检或 DDH 筛查时发现,多数采用髋关节屈曲外展位而逐渐自愈,少数病例会加重发展为半脱位或脱位,还有少数病例持续存在髋臼发育不良,年长后出现行走时疼痛或髋关节功能异常等症状而需要进一步手术治疗。

(2)髋关节半脱位:股骨头向外上方移位但未完全脱离髋臼,股骨头和髋臼之间仍有接触,髋臼及股骨头均发育差,X 线片可见股骨头向外移位、髋臼指数增大至 30°以上,髋臼覆盖部分股骨头,这是 DDH 的独立类型,不是髋臼发育不良的结果,也不是髋关节脱位的过渡阶段,可长期存在而不转化为全脱位。

(3)髋关节全脱位:该型最常见,股骨头完全脱出髋臼之外、向外上移位。

此外,有极少数双侧髋关节脱位的患儿同时伴有双侧膝关节伸直位僵硬、屈曲不能,双手双足极度外旋位,此为畸形性髋

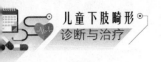
关节脱位,多见于先天性多发性关节挛缩症,需要手术治疗,但治疗难度极大,疗效不佳。

DDH 如何分级

目前,DDH 应用最广泛的是 Tonnis 分级,按照股骨头脱位程度分为 4 个等级。Ⅰ级:股骨头骨骺中心位于 Perkins 线内下限;Ⅱ级:股骨头骨骺中心位于 Perkins 线外侧,但仍位于髋臼外侧缘水平以下;Ⅲ级:股骨头骨骺中心位于髋臼外侧缘水平;Ⅳ级:股骨头骨骺中心位于髋臼外侧缘以上。其中,Ⅰ级正常,Ⅱ级为半脱位,Ⅲ、Ⅳ级为全脱位。

DDH 患儿都有哪些临床表现

(1) 新生儿和婴儿期的表现:臀纹和腹股沟纹不对称,下肢缩短。

Allis 征或 Galeazzi 征阳性;Ortolani 征或外展试验阳性(最具特异性);Barlow 征(弹出试验)阳性;髋膝屈曲外展试验阳性。

Allis 征:将小孩平卧,两下肢屈膝到 85°～90° 之间,两踝放平对称位,发现两膝有高低,股骨缩短,髋脱位者均出现此征。

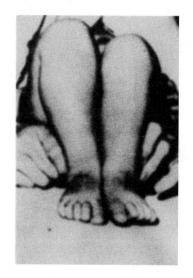

图 1　Allis 征阳性

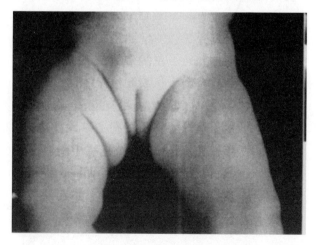

图 2　婴儿臀纹和腹股沟纹不对称

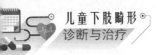

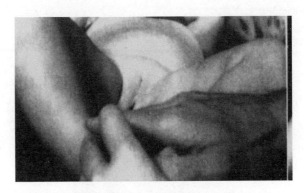

图 3　髋关节屈曲外展试验阳性

　　髋关节屈曲外展试验:使受检婴儿平卧,髋膝关节屈曲,正常的婴儿一般可外展 80°左右,若仅外展 50°~60°,则为阳性,只能外展 40°~50°为强阳性。

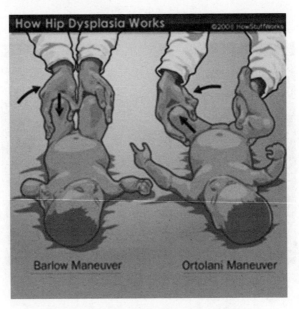

图 4　Barlow 试验与 Ortolani 试验

Ortolani 的方法是将患儿两膝和两髋屈至 90°,检查者将拇指放在患儿大腿内侧,食指、中指则放在大转子处,将大腿逐渐外展、外旋。如有脱位,可感到股骨头嵌于髋臼缘而产生轻微的外展阻力。然后,以食指、中指往上抬起大转子,拇指可感到股骨头滑入髋臼内时的弹动,即为 Ortolani 试验阳性。

患儿位于安静环境下,双手握持膝关节,髋关节屈曲 90°,轻柔向后方用力,可感觉股骨头向外后方脱出髋臼的"滑动感",即为 Barlow 试验阳性。

(2) 幼儿期的表现:

首先是跛行步态,跛行常是小儿就诊时家长的唯一主诉。一侧脱位时表现为跛行;双侧脱位时则表现为"鸭步",患儿臀部明显后突,腰前凸增大。此外,伴有患肢短缩畸形,Trendelenburg 征阳性。

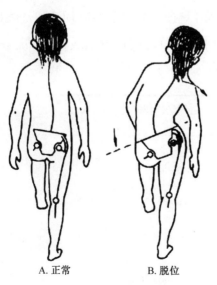

A. 正常　　　　　B. 脱位

图 5　Trendelenburg 试验

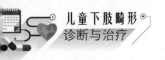

Trendelenburg 试验:嘱小儿单腿站立,另一腿尽量屈髋、屈膝,使足离地。正常站立时对侧骨盆上升;髋关节脱位后,股骨头不能托住髋臼,臀中肌无力,使对侧骨盆下降,从背后观察尤为清楚,称为 Trendelenburg 试验阳性,是髋关节不稳定的体征。

DDH 的辅助检查有哪些

DDH 患儿年龄不同选择的辅助方法也不同,常用的检查手段为超声、X 线、CT 及 MRI,具体介绍如下:

(1) 对小于 6 个月的婴幼儿,髋关节超声检查是 DDH 的重要辅助检查方法。超声检查国内常用方法是 Graf 法。主要测量 α 角和 β 角。α 角(骨顶角)是指顶线(BD)和基线(AB)相交而成的夹角;β 角(软骨顶角)是指软骨顶线(BC)和基线(AB)相交而成的夹角。根据 α 与 β 角的不同大小将髋关节分为 4 型 9 亚型:

分型	骨性臼顶 (α 角)	软骨臼顶 (β 角)	骨性边缘	年 龄	临床描述
I	发育良好, α 角≥60°	I a≤55°, I b>55°	锐利或稍圆钝	任意	成熟髋关节
II a+	发育充分, α 角 50°~59°	覆盖股骨头	圆钝	0~12 周	生理性不成熟
II a-	有缺陷, α 角 50°~59°	覆盖股骨头	圆钝	6~12 周	有发展为髋臼发育不良的风险(10%)
II b	有缺陷, α 角 50°~59°	覆盖股骨头	圆钝	>12 周	骨化延迟

分型	骨性臼顶 （α角）	软骨臼顶 （β角）	骨性边缘	年　龄	临床描述
Ⅱc	严重缺陷， α角43°～49°	仍可覆盖股骨 头，β角<77°	圆钝或平	任意	盂唇未外翻
D	严重缺陷， α角43°～49°	移位，β角>77°	圆钝或平	任意	开始出现半脱位
Ⅲa	发育差， α角<43°	软骨臼顶推向上	平	任意	臼缘软骨外翻， 软骨未发生退变
Ⅲb	发育差， α角<43°	软骨臼顶推向 上，伴回声增强	平	任意	臼缘软骨外翻， 软骨发生退变
Ⅳ	发育差， α角<43°	软骨臼顶挤向下	平	任意	完全脱位

Graf超声波髋关节检查技术优点：特异性高，对脱位、半脱位和髋臼发育不良都可以诊断；可对DDH的治疗进行动态观察；没有放射损害。缺点：敏感性高，可能会导致"过度治疗"；对技术人员技术水平要求较高。

美国Harcke教授提出了DDH的另一种超声诊断方法——髋关节动态超声检查，具体操作方法：屈曲髋关节，在横断面行超声扫描，检查者被动推挤股骨头，观察其稳定性。有学者认为，这种方法能够更好地检测不稳定的髋关节，特异性强，从而可降低因Graf超声诊断方法导致的"过度治疗"。然而，相对于Graf超声诊断方法而言，该方法对检查者操作技术的依赖性强，对于结果的判断更为主观，在实际的应用推广中存在一定难度。

目前，对于何种超声检查方法更为优越尚无定论。但作为一种运用于婴幼儿的检查手段，应满足以下条件：(1)检查方法简单，检查结果精确，避免耗时过长；(2)检查值量化，既便于比

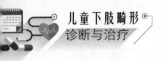
较又具有很好的可重复性;(3)操作方法相对容易掌握,易于推广,从而能够在大范围人群中使用。在 DDH 早期诊断的超声检查方法中,Graf 超声诊断方法无疑是满足上述 3 个条件的较为理想的技术。Graf 法分类较为严谨、细致。对于 DDH 的分类越细致,越能体现出发育特征,为临床治疗选择提供更为准确的依据。

(2) 对于大于 6 个月的婴幼儿,X 线骨盆正位片是诊断金标准。我们可以通过骨盆正位片获得评价患儿髋关节情况的常用指标,包括:

① Perkin 象限:仰卧位髋关节前后位摄片,两侧髋臼中心连线(H 线)及髋臼外缘向 H 线做的垂线将髋关节分为 4 个象限,正常股骨头骨骺位于内下象限,若在外下象限为半脱位,在外上象限则为全脱位;

② 髋臼指数(Acetabular Index, AI):从髋臼外缘向髋臼中心连线,此线与 H 线相交所形成的锐角即为 AI,正常为 20°～25°,至 12 岁时基本恒定于 15°,大于 30°为异常;

③ Shenton 线:正常闭孔上缘弧形线与股骨颈内侧弧形线相连在一条抛物线上,连续性良好表示髋关节对位良好,连续性破坏视为异常;

④ 中心边缘角(Center Edge Angle, CE 角):股骨头中心到髋臼外上缘连线与髋臼外上缘垂线的夹角,又称中心边缘角。正常成人 CE 角在 20°～25°之间,＜20°为髋臼发育不良;3～17 岁儿童及青少年＜15°为髋臼发育不良。当髋臼发育不良时,股骨头易发生半脱位或脱位。股骨头与髋臼有联系,但 Shenton

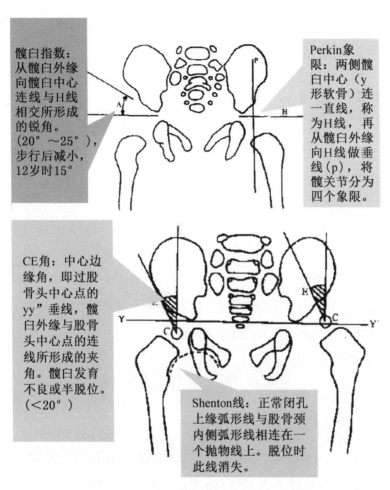

髋臼指数：从髋臼外缘向髋臼中心连线与H线相交所形成的锐角。(20°～25°)，步行后减小，12岁时15°

Perkin象限：两侧髋臼中心（y形软骨）连一直线，称为H线，再从髋臼外缘向H线做垂线(p)，将髋关节分为四个象限。

CE角：中心边缘角，即过股骨头中心点的yy"垂线，髋臼外缘与股骨头中心点的连线所形成的夹角。髋臼发育不良或半脱位。(<20°)

Shenton线：正常闭孔上缘弧形线与股骨颈内侧弧形线相连在一个抛物线上。脱位时此线消失。

图6 DDH患儿骨盆平片中的常用指标

线不连续者，为髋关节半脱位或不全脱位；股骨头与髋臼脱离联系者为脱位。股骨头由正常位到半脱位、再到脱位的过程中，CE角由正值逐渐减少，甚至变为负值，这间接地反映了髋臼发育不良的程度。但同时CE角受股骨头位置的影响较大，特别是股骨

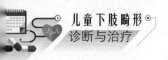
头脱位严重时,其测量值误差更大,有时甚至无法测量。婴幼儿股骨头骨骺未钙化时,CE角亦难以测量。

(3)其他常用检查

CT:对于大龄儿童CT的三维重建比较有价值。CT能在三维空间观察髋臼和股骨头在冠状面、矢状面和横断面的变化,准确反映正常和发育不良髋臼及股骨头解剖情况,可作为术前评估和术后评价的方法,为制定个体化手术方案提供帮助。缺点是检查费用稍高、辐射损害大。

MRI:无辐射,对显示阻碍复位的软组织异常(盂唇、圆韧带、横韧带)优于X线、CT。增强后可显示复位后股骨头血运情况,评估AVN风险。可区分骨性髋臼和软骨性髋臼,后者在维持股骨头稳定性和预测髋臼发育方面有很重要的作用。缺点是检查费用高,低龄儿童检查前需要镇静。

DDH 应与哪些疾病相鉴别

(1)化脓性髋关节炎:婴儿化脓性髋关节炎可引起病理性髋脱位,X线可见伴有骨质破坏,髋臼发育可以较好,常伴有髋关节活动障碍及感染的相关指征。

(2)先天性髋内翻:多见于3～4岁以上跛行患儿,患儿所表现的症状与髋脱位非常类似,也会出现双下肢不等长的各种表现,望远镜试验阴性,患儿髋关节外展受限,标准的前后位X线片可以发现股骨头在髋臼内,颈干角变小,大粗隆高位,股骨近端干骺端内下方存在一个三角形骨块,此特征性的影像学表现可以为诊断髋内翻提供肯定的依据。

(3)脑性瘫痪:脑瘫患儿常因内收肌紧张髋关节不能外展,有肌张力高、腱反射亢进等特点,常伴有出生缺氧史,可表现为智力低下,往往伴有多个部位畸形。

(4)麻痹性髋脱位:因小儿麻痹引起,主要依据病史及臀肌麻痹无力,X线片示髋关节发育尚属正常。

(5)多发性关节挛缩:为多发畸形,使下肢不能外展,但有其他关节挛缩征象,本病可合并髋脱位,治疗困难。

(6)软骨营养障碍:X线片示髋关节位置正常,骨发育异常。

DDH 早期筛查

目前,国内外学者都认为通过早期筛查,实现 DDH 的早期发现与干预,是获得满意远期功能、影响结果以及避免骨关节炎(OA)发生的关键。国外从 1980 年代开始应用临床检查和 B 超在新生儿期实施 DDH 筛查。目前,对于筛查时间、对象、方法和干预指征仍存在争议,特别是对所有人群(普遍性)还是针对部分人群(选择性)的筛查无国际共识。尽管英国早在 1969 年就开始了以查体方式进行的 DDH 早期筛查,仍有 60% 的髋脱位在 1 岁之后才被发现。临床不稳定的髋关节中,不给予任何治疗前提下,71% 在出生后 2 周内稳定,88% 在出生后 1 月内稳定。

目前,我国还未广泛开展 DDH 早期筛查。国内亦缺乏确切

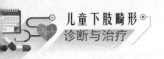
的 DDH 发病率,筛查后减少晚期 DDH 诊断率和手术率、为了明确诊断的关节造影率和石膏使用率等数据更是不得而知。2017 年由中华医学会小儿外科分会骨科学组、中华医学会骨科学分会小儿创伤矫形学组发布国内 DDH 指南,推荐对所有婴幼儿进行 DDH 临床筛查,出生后 4～6 周为筛查的重要时间点,不要晚于 4～6 周。但有的学者则反对对所有婴幼儿进行 DDH 临床筛查,他们认为会导致"过度治疗",早期通过体格检查和高危因素筛查发现可疑病例后再进一步行选择性超声检查,这一观点得到北美洲大部分学者的支持。在过去的 20 年里,DDH 一直是小儿骨科的研究热点,在早期诊断与筛查、早期治疗及观察随访等方面均取得了显著的进展。

对小于 6 个月的婴幼儿,髋关节超声检查是 DDH 的重要辅助检查方法。Graf 法是国内常用的髋关节超声检查法,通过观察髋臼形态及股骨头与髋臼的位置关系,并测量 α 与 β 角,将髋关节分为四大类型及九个亚型。超声检查能提高婴儿 DDH 诊断率,因此在 DDH 的筛查及治疗、随访中占据重要地位。大于 6 个月的婴幼儿,X 线检查是 DDH 的重要辅助检查方法。DDH 患儿的 X 线表现有髋臼指数增大、沈通氏线中断、正常股骨头骨化中心不位于由 Hilgenreiner 和 Perkins 线所构成方格的内下 1/4 象限内。小于 8 岁儿童,髋臼指数是测量髋臼发育的可靠指标。

DDH 早期筛查的形式是临床检查＋髋关节超声。临床检查包括:Ortolani、Barlow 试验和髋关节屈曲位单侧外展受限或明显的双下肢不等长(Galeazzi 征阳性)。2 月大后的髋关节屈曲外展受限和 Galeazzi 征阳性是无可争议的 DDH 的临床特征。正常髋关节指 Ortolani 和 Barlow 试验阴性,髋关节全范围活动正常,双下肢等长。

DDH 的治疗

本病的治疗重点是尽早诊断,及时治疗。出生 3 周内即被诊断为髋关节半脱位或髋关节发育不良的婴幼儿,其病情可能会随着生长发育逐渐缓解;而对于 3 周之后持续存在髋臼发育不良或髋关节半脱位,或出生时即发现的髋关节脱位,则应予以干预,可望获得一个功能接近正常的髋关节。治疗开始时的年龄越大,效果越差。佩戴 Pavlik 挽具是 0~6 个月婴幼儿 DDH 的早期治疗方式,临床运用最广泛。

对于 6 个月龄以上的患儿,不推荐采用 Pavlik 挽具,髋关节的半脱位、脱位或支具治疗失败的患儿应当通过闭合复位或切开复位进行治疗,并以人类位石膏稳定髋关节;对于髋臼发育不良者可以采用支具治疗。保守治疗的原则是通过各种手法、器械和石膏固定达到股骨头和髋臼的同心圆对位,并在同心圆对位的基础上刺激髋臼和股骨近端的发育和成熟。包括:①获得中心复位;②维持稳定的复位;③促进髋关节正常生长和发育;④减少并发症。人类位石膏固定,要求髋关节屈曲在 $100\sim110°$,外展不能超过 $60°$,过度外展的石膏和支具固定容易造成股骨头缺血坏死;如果闭合复位不满意或不稳定,则需要做髋关节

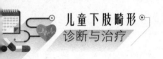

切开复位,一般做单纯髋关节切开复位加人类位石膏固定;石膏固定后在手术室透视了解髋关节复位情况。通常石膏固定3个月左右后再更换支具固定。行闭合复位时,术中关节造影可以清晰显示头臼关系。根据造影可以将髋臼盂唇形态分为不同类型,进而判断预后。关节造影方法对于判断髋关节复位质量很有帮助,尤其对于骨化中心未出现的髋关节。可根据内侧"造影池"宽度判断术中是否需行切开复位。有学者通过髋关节造影图像测量髋臼软骨角来判断预后。但也有学者认为,复位后盂唇软骨复合体形态的动态变化较造影池和软骨角能更精准地反映髋关节的复位质量和预后。

如果患儿年龄超过18个月,可能需通过截骨手术增加股骨头的覆盖和髋关节稳定性。可以选择Salter、Pemberton、Dega等骨盆截骨。Salter截骨术由加拿大医生Salter教授设计,是针对髋臼发育不良及股骨头已获复位但髋臼覆盖不佳而设计的髂骨完全性截骨术,远截骨端以耻骨联合为轴心,向前、下、外侧旋转,矫正了髋臼的方向,但髋臼的结构和形状保持不变。相对于其他截骨术而言本术式的优点为操作简单、成形后的髋臼不易被吸收、髋臼与股骨头的包容性较好、不改变髋臼内的容积。但是此术式的缺点为适应证选择较严格(年龄要求小于5~6岁,髋臼指数不能过大),下压后的髋臼上部会增加股骨头骺的压力,髂骨截骨处需要内固定维持位置,需要二次手术取出这部分内固定物,髂骨下压过度可导致患儿屈髋受限。Pemberton截骨术为矫正髋臼前外侧覆盖不良而设计的术式,以髋臼底部"Y"形软骨为旋转支点、沿关节囊周围不完全的髂骨截骨术。此术式的优势在于可纠正过大的髋臼指数、骨盆环维持完整、髂骨截骨处无需内固定、患者年龄适应范围较宽。而其缺点也比较明显，如操作复杂，难度大；髂骨截骨如过薄则成形后的髋臼容易被吸收；截骨后下翻过度易形成"V"形髋臼导致失去头臼间的中心复位；需要高年资且具备相当经验的医生操作，否则截骨失败后很难补救。对于脱位高、复位后关节压力大、前倾角和颈干角大的患儿需要同时做股骨近端的短缩、去旋转和内翻截骨。具体手术方式的选择，医生需要根据髋关节的病理改变、患儿年龄等因素来决定。

对于8以上的患儿多数学者认为如果是双侧脱位则不进行治疗，单侧在Y形软骨闭合前可以做Pemberton、Dega、三联骨盆截骨。为获得满意的髋臼指数和头臼覆盖关系，可行三联截骨，使发育不良的髋臼可以充分地覆盖股骨头。但是操作更加复杂、相应的损伤也增大，必须慎重考虑和评价后谨慎操作。如果Y形软骨闭合可以行Ganz骨盆截骨。Chiari骨盆截骨作为一种姑息性手术，对一些患儿也可以取得较好的治疗效果。

DDH 常见并发症有哪些

DDH治疗中最常见的问题之一是股骨头缺血坏死，一旦发生股骨头缺血坏死，轻者可以自行恢复，重者将会产生程度不同的股骨头畸形，人类位石膏固定时避免过度外展可以减少股骨头缺血坏死发生率。对于股骨头缺血性坏死，Salter提出5条诊

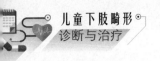

断标准:(1)复位后 1 年,股骨头骨骺核仍不出现;(2)复位后 1 年,现存骨骺核生长停滞;(3)复位后 1 年,股骨颈部变宽;(4)股骨头变扁,密度增加或出现碎裂现象;(5)股骨头残余畸形,包括头变扁变大、扁平髋、髋内翻、股骨颈短髋等。

髋关节僵硬及活动受限是 DDH 术后常见的并发症,且患者年龄越大,发生率越高,发生的主要原因包括关节囊紧缩不理想、前倾角仍旧过大、头臼仍不对称等。术后长期髋人字石膏固定也是导致关节僵硬的原因之一,因此,应加强术后的早期关节功能锻炼。术后再脱位虽然发病率不高,但一旦发生,预后不良,可发生股骨头坏死和关节僵硬,应尽早手术处理。

DDH 手术后也有部分患儿有程度不同的残留畸形,这些都会影响到 DDH 治疗的预后。因此,对 DDH 患儿要长期随访到青少年期骨骼发育停止,对随访过程中发现的问题及时给予处理,以提高 DDH 治疗的预后效果。

DDH 患儿围术期如何护理,如何进行康复锻炼

(1) 环境:保持室内环境干净整洁,定时开窗通风。

(2) 饮食:高蛋白、高热量、含钙丰富且易消化的饮食。保持大便通畅,多饮水,多食蔬菜及水果,若排便困难者可用开塞露等缓泻剂。

(3) 心理护理:由于患儿年龄小,并且对医院环境陌生和不习惯,不让医生护士阿姨打针等,看见身穿白色制服的医务人员

产生一种恐惧心理,常常表现出精神紧张、哭闹不安等情绪变化。

(4)石膏护理:

① 术后行髋人字石膏固定的患儿,密切观察被固定肢体的末梢循环、颜色和温度,若出现趾端苍白发绀,或是肢端冰冷等情况,要及时告知医生护士,及时处理。

② 石膏未干固前要用手掌平托被固定的肢体,不可用手指抓捏;尽量不要搬动患儿,切勿牵拉、压迫患肢,不可将包石膏的肢体放置在硬质板或地面上,更不可在石膏上放置重物,以免引起石膏折断、变形。石膏干固后脆性增加,不可用力敲打撞击石膏,以防断裂,翻身或改变体位时动作应轻柔。

③ 固定期间,家长应帮助患儿翻身,由于石膏固定的时间较长,回家后仍需石膏固定,家属应在护士的指导下学会如何给患儿翻身,减少石膏对骶尾部及背部皮肤受压时间。

(5)皮肤护理:保持皮肤清洁,勤换尿布,防止出现湿疹皮疹等,尤其是手术髋关节部位,以免影响手术及术后伤口恢复。防止大小便污染石膏,保持石膏清洁干燥,预防压疮。

(6)对症处理:

① 疼痛护理:一般给予心理疏导可缓解,听音乐、玩游戏、讲故事分散注意力,严重时可遵医嘱给予镇静止痛。

② 体温观察及护理:由于手术创伤及淤血出现及吸收热,大部分患儿体温升高,一般发热3～5天,部分患儿视个人情况不同。体温在38.5℃以内不必处理,家长给患儿多饮水、擦身等物理降温。体温在38.5℃以上时可口服降温药物。

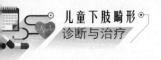

③ 便秘:患儿术后需卧床休息,不可下床行走,活动量减少导致肠蠕动减慢,故术后易发生便秘。嘱多饮水及进食高纤维、易消化食物。指导患儿及家长每日按摩腹部,必要时可用开塞露肛门灌入。

(7) 功能锻炼:

① 石膏固定当日即指导患儿做石膏内的肌肉收缩运动,鼓励早期功能锻炼,防止肌肉萎缩的发生,强调功能锻炼的重要性,应长期进行功能锻炼。

② 拆除石膏后的功能锻炼:指导患儿双手撑床慢慢坐起,待患儿可触到双足后,再鼓励患儿用前额触碰膝盖,逐渐加大髋关节的屈曲活动。

③ 膝关节的屈曲训练:平卧位,髋关节屈曲,大腿能碰到腹部,足跟能碰到臀部。此动作以主动训练为主。

总 结

父母需加强对 DDH 的认识,摒弃不科学的襁褓法,对有高危因素的患儿及时就医筛查;社区加强婴幼儿 DDH 筛查,有助于掌握本地区该病流行病学资料,早期开展干预,降低致残率。在筛查中,常规体检并不能做到精细化检查,易出现漏诊、误诊和过度诊断,超声检查能提高早期婴儿 DDH 诊断率,因此在DDH 的筛查及治疗、随访中占据重要地位。

儿童股骨头无菌性坏死
（Legg-Clavé-Perthes disease，LCPD）

儿童股骨头无菌性坏死的基础知识 ⊃━━━

什么是儿童股骨头无菌性坏死？

儿童股骨头无菌性坏死，又称儿童股骨头骨骺缺血性坏死（Legg-Clavé-Perthes disease，LCPD），扁平髋、股骨头软骨病、股骨头幼年变形性骨软骨炎等，1910 年由 Legg(美国)、Clavé(法国)和 Perthes(德国)三位研究者发现并报道，因而又称 Legg-Calvé-Perthes 病，简称 Perthes 病，发病年龄以 4～8 岁最常见。

股骨头颈血供是怎么样的？

我们简单了解下股骨头颈的血供情况。在 1980 年，Crock 等人通过对人体股骨头颈的动脉供应研究，发现股骨头颈的动脉供应如下：(1)股骨颈基底动脉环，此由位于股骨颈基底关节囊附着处的后部旋股骨内动脉分支和前方的旋股外动脉分支构成。(2)由基底动脉环等发出的分支，沿粗隆间线穿透髋关节囊，于股骨颈后侧，经环状纤维下方，沿股骨颈滑膜反折部深面向上达股骨颈交界处的关节软骨缘，股骨上端的干骺端动脉和骨骺动脉均由这些分支发出。(3)圆韧带动脉。

目前认为，股骨头的主要供血血管包括旋股内侧动脉、旋股

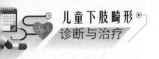

外侧动脉、闭孔动脉、臀上动脉、臀下动脉、髂腰动脉。这些动脉对关节囊血供所起作用的重要性依次为:旋股内侧动脉,旋股外侧动脉,臀上动脉,臀下动脉,闭孔动脉以及髂腰动脉,由上述动脉汇聚而成的关节囊血管网和股骨颈基底动脉环是髋关节的主要动脉来源。

儿童股骨头无菌性坏死的流行病学与病因学

LCPD 的发病率如何?

LCPD 好发于 4～8 岁儿童,也有少量报道发现从 2 岁到青少年晚期都有发生。发病率约万分之一,该病在男孩中更加常见,其发病率约为女孩的 4 倍。双侧发病率为 10% 左右。

导致 LCPD 发生的原因是什么?

LCPD 的真正病因至今为止仍然不清楚。本病可能相关的病因有:滑膜炎、关节积液、软骨肥大、创伤、先天性血管发育不良、皮质醇激素、凝血异常等,这些因素可能单独起作用,也可能多种因素共同起作用导致股骨头缺血性坏死发生。

尽管 LCPD 确切的发病原因及致病机理尚不清楚,但过去的研究提示我们,患儿股骨头血供存在部分或完全的血流中断;早期阶段 LCPD 患儿的组织切片检查,动物实验也证实通过阻断股骨头血供可以形成类似于 LCPD 的影像学及组织学改变。有些学者认为潜在的凝血功能异常是导致股骨头缺血性坏死发生的重要原因。

儿童的股骨头骨骺由骺外动脉供血,易因创伤导致血供阻断,已有研究证实创伤易导致股骨头的血供受到破坏。所以创伤被认为是 LCPD 发病的一个重要病因。既往有人认为滑膜炎导致的关节积液引起关节内压升高,从而压迫股骨头的血供,引起股骨头缺血坏死。对于儿童股骨头骨骺缺血性坏死,尽管学者们就其病因和发病机制进行了大量研究并提出了很多理论,但其明确的病因和发病机制仍不明确,许多研究结论存在争议,但目前比较统一的认识是:股骨头血供的破坏是 LCPD 发病的中心环节,而单一因素并不能解释其发病过程,LCPD 的发病更有可能是遗传、发育及环境等多因素共同作用的结果。

儿童股骨头无菌性坏死的临床表现

一般家长发现孩子出现避痛性跛行(为了避免疼痛而出现的跛行)是最早发现的症状,也有一些孩子会出现关节的疼痛,特别是膝关节或者髋关节附近的疼痛,但大多数都是比较轻微的症状。一般在就诊之前,孩子经常会有几个月反复出现的髋关节疼痛和跛行。通常典型的临床表现主要包括臀部或者大腿肌肉萎缩、髋关节功能活动受限、乏力、疼痛且伴有跛行。这些临床表现中,患髋的疼痛,通常早期为患侧髋关节的隐痛或者钝痛是该病最早出现的临床表现,但症状不是特有的,其他疾病也可能表现出类似症状,因此早期诊断比较困难。但肌肉萎缩是大多数患病孩子的共同症状。通常表现为患侧大腿肌肉萎缩,

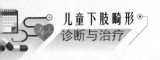

以单侧萎缩为主,少部分可能为双侧受累。活动受限是患病孩子到中后期重要的临床表现,其中外展、内旋以及屈曲活动受限较为明显。

儿童股骨头无菌性坏死的诊断

一般来说,LCPD孩子的年龄最常见是4～8岁,最常见的表现为关节疼痛和跛行,有时候与滑膜炎难鉴别,因为其与儿童的一过性滑膜炎临床表现相似。对于LCPD患者来说,医生检查他未受累的下肢时候,一般没有异常表现,但是,检查受累的肢体时候,明显出现避痛性的跛行,关节僵硬,髋关节内旋受限明显,同时髋关节旋转和外展也是明显受限制。在影像学上检查,医生会借助X线、CT、MRI来确诊。在疾病的不同时期有着不同的影像学表现。通常在早期,X线和CT检查均无明显异常,但是MRI可出现异常的信号。在出现股骨头坏死塌陷后,医生可以借助X线和CT进行诊断。

儿童股骨头无菌性坏死的分期

1909年,最早描述LCPD演变、不同阶段有不同影像学表现的是瑞典的Henning Waldenström医生,一百多年过去了,虽然大家把该病命名为Legg-Calvé-Perthes Disease,但是,Waldenström最早提出的疾病分期时至今日仍被广泛应用,同样对该病的认识有着巨大的贡献。

基于 X 线片表现 Waldenström 将 LCPD 分为四个期:缺血期、碎裂期、修复期和愈合期。

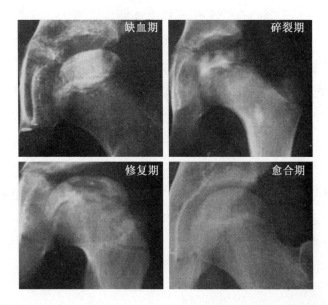

摘自 Waldenström H, The definite form of the coxa plana. Acta Radiol. 1921。

缺血期(Osteonecrosis stage):病理上亦为缺血期。不明原因引起股骨头血供异常,静脉回流障碍。发病最初 X 线片表现不明显,可仅有"髋关节滑膜炎"等表现,典型的影像学改变常始于发病3~6个月后。股骨头骺变小,密度增高,关节渗出及股骨头软骨相对增厚致关节间隙"增大"。此期临床症状多不显著,持续0~8个月。

碎裂期(Fragmentation stage):病理上为血运修复/重建期。

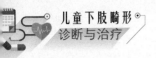
在缺血期,股骨头骺缺血然而形态尚变化不大。随着血运逐渐代偿—建立,破骨活跃,坏死骨被破骨细胞清理并代之以纤维组织、无成骨活动,强度变弱的股骨头在过载下发生塌陷变形。故此,碎裂期本质上为"吸收/廓清"的过程(类似于"缺血再灌注损伤")。强度变弱的股骨头在过载下逐渐塌陷变形。此期行走跛行、髋关节疼痛等临床症状最显著,炎症相关指标处于最高水平。结合股骨头变形相关因素分析,在护理时,需强调严格免负重,避免对于力学脆弱的股骨头施加过大的载荷,此期常持续6~12个月。

修复期(Reossification stage):典型表现为新骨形成,由外向内、由后向前。此期大约持续18~24个月。此期股骨头骺力学强度逐渐恢复,可无需严格免负重,开始部分负重,逐渐恢复日常活动。

愈合期(Healed stage):股骨头进入愈合或塑形阶段,骨小梁结构逐渐形成。

儿童股骨头无菌性坏死的分型

目前关于 LCPD 的分型方法很多,最常见的是 Catterall 分型以及 Herring 分型。

Catterall 分型是通过 X 线上股骨头受累的范围,将该病分为 4 型:

Ⅰ型:病变只侵犯股骨头的前侧少部分,后侧及内外侧无异常,无死骨、无塌陷,骨骺受累小于25%。

Ⅱ型:病变侵犯股骨头范围增大,前外侧受累,内外侧均未受累,头稍微扁,有死骨和塌陷,骨骺累及25%～50%。

Ⅲ型:病变侵犯超过股骨头骨骺的50%,包括外侧柱、广泛干骺端受累。

Ⅳ型:全骨骺受累。

Catterall 认为Ⅰ、Ⅱ型预后较好,无需治疗;Ⅲ、Ⅳ型预后较差,需要治疗。

Herring 外侧柱分型是以骨盆正位股骨头外侧柱 X 线片的变化,进行相应分型。

A 型:除骨密度轻度改变外,其余未见异常表现;

B 型:股骨头的外侧柱塌陷范围低于健侧股骨头的一半;

C 型:股骨头的外侧柱高度塌陷高于健侧高度的一半。

Herring 等在 2004 年又提出改良外侧柱分型,此改良分型在以前分型中的 B 型和 C 型之间加入了 B/C 型(①外侧柱范围为 2～3 mm,塌陷程度低于正常股骨头的一半;②外侧柱仅有部分残余,塌陷程度低于正常股骨头的一半;③病变股骨头一半均已塌陷)。

儿童股骨头无菌性坏死的治疗

目前该病的病因还没有明确,治疗依据不足,方法多种多样,疗效不尽人意。LCPD 属于自限性疾病,治疗前必须先了解

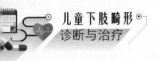
疾病的自然病程分期,根据上述的分期、分型指导后续的治疗。我们要知道治疗的目的是在于试图改善疾病的自然病程,尽管目前的方法还不能彻底改变其自然病程,最终获得正常或者接近正常的髋关节。治疗应该尽量保持孩子的髋关节不负重活动,增加其股骨头的包容,增加股骨头的血运。LCPD 的最佳治疗方法仍存争议,治疗方法分为保守性治疗、非包容性手术治疗和包容性手术治疗。

如何进行保守治疗?

一般来说,非手术治疗适用于年龄小于 6 岁,Catterall Ⅰ型或者Ⅱ型的患病孩子。常用的保守方法有卧床休息、外展位牵引、石膏固定、外展支具等。在股骨头缺血性坏死早期,将股骨头完全放置在没有病变的髋臼内,既能缓解疼痛,又能使孩子的髋关节获得正常范围的活动,防止变形及塌陷。需要提醒的是,保守治疗时间较长,对于患儿及父母的心理、精神和生活均是极大考验。

如果孩子需要接受手术治疗,那手术方式有哪些,效果怎么样?

包容性手术治疗适用于早期发病年龄＞6 岁,Catterall Ⅲ级、Ⅳ级或出现股骨头危象临床症状的 LCPD 患儿。手术治疗方式包括股骨截骨术、骨盆截骨术和联合手术等。包容手术的优点:制动不超过两个月,可以获得较好的关节活动,包容可获得长期的改善,其愈合后股骨头的再塑形能力,随访疗效一般都较为满意。

非包容手术包括:滑膜切除术、重建血运手术(股骨头颈交界处钻孔,血管植入)、经股骨颈或者大粗隆开窗减压术等。此类手术主要从改善股骨头血运、促进股骨头骨质再生重塑方面设计,远期效果并不肯定。目前对于非包容的术式有很大争议,应用的人逐渐减少。

儿童股骨头无菌性坏死的预后

LCPD 发病原因尚不明确,准确地评估其预后相对困难,目前医生尚无明确的方法来判断其预后。目前认为影响患儿预后的因素主要集中在骺板的累及程度、孩子的发病年龄及外侧柱分型。

骺板的累及程度:骺板是位于骨骺与干骺端之间的软骨组织,是生长期骨骼生长发育的部位,Park 等学者认为骺板的影响程度对于保守治疗患者的预后有一定的参考价值。可见在患儿的诊断及治疗过程中密切关注骺板的情况十分重要。

发病年龄:预测本病预后及转归最重要的因素是年龄,年龄越小,预后越好。年龄越小的患儿,其股骨头骨骺越有可能未闭合,塑性能力越强,重新塑形的时间也越长,股骨头获得良好功能的可能性也就越大。

外侧柱分型:此分型相对来说有较高的预测意义,也可以用来指导治疗,因为此分型可以判断出股骨头坏死及病变的程度及范围。Herring 提出发病年龄在 4～6 岁的患儿,外侧柱分型为 C 型的患儿属高危人群。年龄、外侧柱分型是影响预后的重

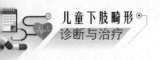

要因素,更大的年龄及更高的外侧柱分型,预后也相对较差。另外也有学者提出导致患儿患肢短缩可能的最大影响因素是外侧柱分型为 B/C 或 C 型。但在相同的外侧柱分型中,股骨头坏死区域的具体差异对 LCPD 的治疗及预后相关性并不是特别大。

儿童 LCPD 作为临床常见的小儿矫形外科疾病,目前多数学者所接受的 LCPD 主要治疗目标是保持股骨头良好形态和髋臼与股骨头间良好的对应关系,这也成为实现远期目标的关键过程。该疾病转归及预后与股骨头的骺板累及程度、患儿的年龄及外侧柱分型有重要关系。

股骨头骨骺滑脱

什么是股骨头骨骺滑脱
(Slipped Capital Femoral Epiphysis, SCFE)

股骨头骨骺滑脱(SCFE)是青少年最常见的髋关节疾病。它的特征是骨骺向后移位,干骺端位于前方和上方。该损伤为Salter-Harris 1型骨骺骨折,当对股骨头施加剪切力时发生。关于 SCFE 的病因,目前还不是很清楚,有很多说法,其中,肥胖是与此病相关的物理因素,80％被确诊为 SCFE 的患儿均超重,肥胖能够增加骨骺表面的剪切力,导致股骨后倾。生物因素也参与此病的发生,SCFE 多发生于青少年时期,此期体内激素水平多发生改变。有文献报道称,甲状腺功能低下、肾上腺功能降低或者接受生长激素治疗的患儿,发病率较高,表明内分泌功能紊乱与该病发生有关。此外,外伤暴力也是 SCFE 的原因之一。电子显微镜检查显示,在滑脱的骨骺中胶原蛋白和多糖骨架多出现缺陷和异常,在增厚的肥大区内,软骨细胞异常聚集、排列,超微结构显示胶原纤维和胶原带缺陷,如果早期诊断,SCFE 可以得到治疗,并发症可以避免或减少。在大多数情况下,手术是必要的,以稳定髋关节,防止情况恶化。

SCFE 通常会导致患侧腹股沟疼痛,但有时会导致膝盖或大

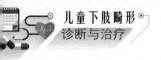
腿疼痛。五分之一的病例往往为双侧,导致身体两侧疼痛。SCFE 好发于青春期男性,但也影响女性。虽然它可以发生在任何儿童身上,但主要的危险因素是肥胖症儿童,51%～77%罹患 SCFE 的儿童均有肥胖,约 50%患者均超重 90%或 90%以上,包括渐进性的大腿或膝盖疼痛、伴有疼痛的跛行。髋部运动会受到限制,尤其是内旋。跑步和腿部的其他剧烈活动也会导致臀部出现剧烈疼痛,同时髋部的屈伸活动也会受限。

临床相关解剖学

髋关节是腿(股骨)和骨盆(髋关节)接合处的一个球窝滑膜关节,是人体最灵活的关节之一。除了具有灵活性外,髋关节还必须能够支撑身体重量的一半的力以及作用在身体上的任何额外的力。髋关节必须能够在剧烈的体力活动中反复适应这些极端的力量。在儿童的股骨中,股骨生长板位于骨骺和干骺端之间。

软骨骺板本身的强度低于其周围骨骼部分的强度。随后,当股骨头没有完全准备好支撑这些力时,髋关节上的力增加,使得股骨头在最薄弱的点通过骺板滑脱。此外,股骨骨骺是人体内关节囊内唯一的骨骺,供应骨骺的血管沿着股骨颈的一侧流动,如果生长板遭受外力时,就有被撕裂或挤压的风险。当这种情况发生时,会导致骨骺的血液供应丧失,从而导致缺血性坏死和软骨溶解。

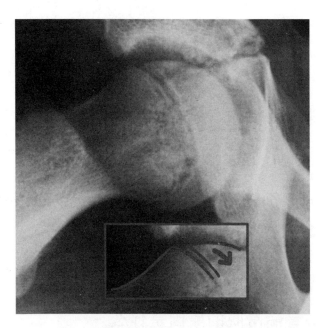

（此为 SCFE 常见的影像学表现，提示股骨头骨骺向内下方滑脱。）

有不同类型的股骨头骨骺滑脱吗

SCFE 有两种类型，稳定型和不稳定型。

稳定 SCFE：这种类型，您的孩子仍然可以行走。稳定的 SCFE 可导致髋部、腹股沟或膝盖疼痛或僵硬。患儿通常会有跛行。运动量增加时会出现疼痛或加重疼痛，休息后疼痛可以明显缓解。

不稳定 SCFE：这种类型较严重。您的孩子将无法将身体重量放在患病的腿上，从而导致患儿不能正常行走。这种情况往

往会突然发生,疼痛程度较稳定型更重。它还可能导致更严重的并发症。

股骨头骨骺滑脱有多常见

SCFE 好发于 10～20 岁的孩子。确切的发病年龄,不同地区、不同种族,发病率不一致。这与患儿生长板(骨骺线)的成熟有关。在快速生长期,即青春期后不久,发病率增加。这种疾病在男性中比女性更为普遍(约为 2:1)。

股骨头骨骺滑脱的原因是什么

股骨头骨骺滑脱(SCFE)的确切原因尚不清楚。然而,研究人员已经确定了增加 SCFE 风险的某些因素。一般来说,SCFE 是由于施加在骨骺上的力增加,或是由于身体内部对剪切力的承受降低所致。肥胖是目前为止最重要的风险因素。苏格兰的一项研究观察了 60 万名婴儿的体重,并对他们进行了跟踪,以确定患有 SCFE。这项研究发现,肥胖儿童的风险几乎是苗条儿童的 20 倍,因此,儿童体重越大,患 SCFE 的风险越大。在 65% 的 SCFE 病例中,患者超重的为 95%。内分泌疾病也可能是原因之一(尽管其风险远低于肥胖),如甲状腺功能减退、垂体机能减退和肾性骨营养不良。

有时,SCFE 的发生没有单一的原因,有几个因素在 SCFE 的发生中起作用,即机械因素和内分泌(激素相关)因素。骨骼变化也增加 SCFE 的发病率,包括股骨或髋臼后倾,这些通常是儿童肥胖的慢性骨骼表现。

总结患病因素通常包括:

- 超重。
- 髋部或大腿部位的跌倒或其他损伤。
- 内分泌疾病包括骨营养不良(骨发育不良)、甲状腺功能减退、甲状腺功能亢进、垂体机能减退和生长激素缺乏。
- 肾脏内分泌疾病(因为它们影响钙,一种构成骨骼的物质)。
- SCFE 家族史。

股骨头骨骺滑脱的症状是什么

儿童通常伴有髋、膝、大腿和腹股沟疼痛。腿部通常处于外旋体位,且避痛步态。大多数患者能够负重,且负重时出现跛行。检查髋关节运动范围时,内旋、屈曲和外展受到限制。向各个方向的运动都出现疼痛。SCFE 是青少年最常见的髋关节疾病。每 100 000 名学龄前儿童/青少年中就有 11 名发生这种情况。疼痛可能发生在身体两侧,因为多达 40% 的病例涉及双侧滑脱。

SCFE 的症状包括步态蹒跚、活动范围减小。髋关节的运动

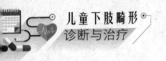
范围通常受到内旋、外展和屈曲的限制。SCFE 患者髋关节常处于屈曲外旋体位。

如何诊断股骨头骨骺滑脱

　　SCFE 的诊断是通过体检(包括患侧髋关节的旋转活动情况、行走时的步态等观察)和 X 光检查。患有 SCFE 的儿童活动范围减小,通常无法完成髋关节屈曲或髋关节完全向内旋转。20％~50％的 SCFE 在首次就诊时被遗漏或误诊。SCFE 最初可能被忽略,因为第一个症状是膝盖疼痛。对膝盖进行了检查,结果发现是正常的。如果无法通过 X 射线进行诊断,并且为您诊治的医师仍然怀疑您的孩子患有 SCFE,则可能需要进行磁共振(MRI)检查。最终诊断需要结合临床表现和影像学表现。诊断需要对骨盆进行 X 光检查,并进行前摄片(AP)和蛙腿侧位检查。股骨头部类似于"融化的冰激凌锥"。疾病的严重程度可以用 Southwick 角来衡量——滑移风险(骺板层加宽,无位移)。

　　股骨头滑脱可以分为以下几个严重程度:
- 轻度滑脱(位移高达 1/3,或股骨头倾斜 30°)
- 中等滑移(1/3 至 1/2 位移或 30°至 60°滑移角)
- 严重滑移(＞1/2 位移或＞60°滑移角)

　　血液检查:当 BMI 值提示肥胖时,有必要进行血液测试,以确定或排除任何潜在的内分泌问题。这也是术前检查的一部分。

股骨头骨骺滑脱怎么治疗

保守治疗：一旦患者被诊断为SCFE，患者应患肢免负重，也就是马上停止站立或走路等髋关节需要负重的活动。治疗的第一个目标是防止进一步骨骺滑脱并避免并发症。

保守治疗可包括石膏固定、简易活动练习。这种方法的治疗时间较手术治疗长。长时间的固定可能会产生一定的并发症，如肌肉萎缩和力量丧失，骨密度降低，不利于防止软骨溶解。然而，有学者认为，无论采用何种治疗，软骨溶解的概率都是7％。一旦怀疑SCFE，患者应不负重，并严格卧床休息。在严重的情况下，在充分休息后，患者可能需要进行物理康复治疗，以恢复力量和回到腿部的运动。当股骨头滑脱的风险降低，康复医生就可以借助拐杖并且逐渐加长患肢负重时间。力量练习旨在恢复所有腿部肌肉的力量，以及本体感觉和协调练习，以恢复髋关节的完全控制和稳定性。

手术治疗：手术的目的是防止进一步滑脱和避免并发症。最常见的手术类型称为"螺钉固定"。在这种手术中，外科医生将螺钉从股骨顶部的一侧穿过股骨颈，穿过生长板，进入股骨的"球形"部分。螺钉可以防止股骨的"球形"部分滑出。手术治疗往往可以用闭合原位螺钉或切开复位螺钉治疗，由专业的小儿骨科医生完成这个手术。是否预防性固定未受影响的一侧目前仍旧存在争论，但如果很可能发生第二次SCFE时（高危因素存

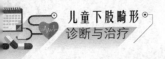
在),我们还是建议预防性的固定对侧。建议术后髋关节持续被动运动以保持运动范围。患者也可以承受高达 20 kg 的体重,但应始终由骨科和康复医师协助。冷冻疗法可以用来减轻疼痛。手术后,可以制定一个锻炼计划,以改善髋关节的运动范围,增强肌肉力量和协调性。在 3 周内,患者必须将自己的负重限制在 20 kg 以内。在这之后,如果患者没有疼痛,达到了完全的活动范围,并且 6 周过去了,患者可以完全负重。

稳定 SCFE:稳定期 SCFE 的标准治疗方法是单螺钉原位固定。这是一种简单的技术,复发率和并发症发生率低。在生长板闭合后,可能允许进行体育活动,包括跑步和肢体接触运动。大多数接受原位固定治疗的轻度至中度稳定期 SCFE 患者的长期疗效良好。

不稳定 SCFE:不稳定型 SCFE 比稳定型 SCFE 更严重。不稳定型患者的股骨头坏死率高达 20%~50%。治疗目标与采用原位固定的稳定 SCFE 相似,但在治疗细节方面存在争议,包括手术时机、复位价值和复位方式。目前推荐的方法是改良 Dunn 手术,有助于恢复干骺端与骨骺的对位情况,以降低股骨髋臼撞击的发生率。股骨髋臼撞击被认为是治疗不稳定 SCFE 的一种并发症,目前正在进行研究以尽量减少这种并发症,例如开放治疗。

股骨骨骺滑脱需要何时手术

尽快进行手术,因为病情可能继续恶化。如果因某些原因无法急诊手术,那我们建议你的孩子应该进行充分的休息,并使用拐杖、助行器或轮椅尽可能减轻患腿的重量。

术前的心理辅导及术后的饮食起居,我们应该怎么做呢

心理辅导:儿童 SCFE 会严重影响患儿日常活动,发病年龄均为 10 余岁,有一定的自尊心,其跛行及髋部的畸形往往会受到周围人的嘲笑,造成较重的心理压力。家长们可以告知孩子们使其认识到该疾病是可以控制乃至治愈的,以坚定信心,配合治疗。

饮食:股骨头骨骺滑脱的发生与股骨近端骺板的薄弱及体重过重有关。本研究 10 例患儿的体重均超过标准体重 90%,加之住院及出院后均需长时间卧床,活动量减少,因此,应从饮食方面控制体重,应以蔬菜为主,减少肉、糖类的摄入,根据每个患儿的具体情况制订食谱,减少热量的摄入。饮食安排应保证高蛋白质、少脂肪、维生素充足、钙质丰富。每天的蛋白质摄入量应较健康儿童有所增加,尤其是术后出血量比较多、身体较为虚弱的儿童。饭菜的品种也要多样化,注意色、香、味、形的搭配,以促进患儿的食欲,有利于早日康复。因患儿是需要长期卧床休息的,故要适当吃些含纤维素多的蔬菜和水果,以防止便秘。不要因活动不便怕增加尿量而有意限制饮水。

长期卧床:SCFE 在治疗康复过程中需长时间卧床,加之患

儿肥胖,易出现压疮,因此要勤翻身、勤更换衣物,保持皮肤清洁
干燥,防止压疮的发生。鼓励患儿进行适当的床上锻炼,制定锻
炼计划,使其养成良好的作息习惯。

股骨骨骺滑脱手术后需要多长时间才能恢复

每个孩子康复时间需要个体化衡量,恢复时间由许多因素
决定,包括 SCFE 的严重程度和治疗方式。一般来说,对于稳定
的 SCFE,您的孩子在手术后大约 4 周内需要拐杖或助行器,对
于不稳定的 SCFE,至少需要 6 到 8 周。您的孩子将与康复医师
治疗师合作,帮助加强腿部和臀部肌肉,改善运动范围。与您的
医生讨论您的孩子何时可以恢复正常活动,包括运动。

青少年股骨头骨骺滑脱的前景(预后)如何

患股骨头骨骺滑脱的青少年的预后取决于滑脱的原因和
严重程度。所有青少年患骨关节炎的风险都会增加。在某些
情况下,如果症状——包括髋关节疼痛、活动范围减小和僵
硬——持续恶化,可能需要进行髋关节重建手术(如髋关节置
换等)。

股骨头骨骺滑脱并发症

SCFE 的并发症可发生在早期或晚期。晚期并发症包括骨性关节炎、骨坏死和软骨溶解。无论治疗与否，骨性关节炎几乎必然是晚期并发症，而骨坏死和软骨溶解常是灾难性的并发症，而且几乎只发生在 SCFE 治疗后。

有学者认为并发症似乎是导致早期疗效差的唯一因素。以前的学者报道 SCFE 的治疗结果常常比不治疗的还差，因为在未治疗的髋关节不会发生灾难性的并发症。

自然病程研究表明多数罹患 SCFE 的儿童都有一段没有并发症的病程，在进入 50 岁之前髋关节功能良好。

骨关节炎

在 SCFE 的治疗组和非治疗组都是一个常见的后遗症，因为只要髋关节的生物力线发生了明显的紊乱都会导致患者晚年发生骨性关节炎。骨性关节炎的发病率和严重程度随时间的推移以及滑移严重程度的增加而加重。软骨溶解和骨坏死明显加快了骨性关节炎的发展进程；反之，在青少年或青年中发生骨性关节炎的患者都有这些严重并发症的病史生物力学模型，研究已经证实 SCFE 产生的畸形会将患者置于长期患骨性关节炎的风险之中。可以引起股骨颈与髋臼前缘发生撞击。如前所述，为了从这种机械力线异常中减少这种骨性关节炎的长期风险，有些学者利用生物力学的研究成果提倡在患 SCFE 后伴有明显残

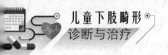
余畸形的儿童中早期实施截骨术。

随着髋关节置换手术的出现，显露 SCFE 的髋关节成为可能，手术时可以看到关节软骨受损的程度。有报道已经证实在 SCFE 中关节软骨的损害发生的非常早。此外，损害的程度似乎与 SCFE 出现临床症状的时间有关。尽管目前没有临床数据支持为了防止骨性关节炎实施预防性恢复力线手术，但困惑我们的是，当出现临床症状时，关节软骨损害的程度可能太广泛，以至于行恢复力线的手术都不可能有效地挽救髋关节的长期功能。长期研究表明，在有 SCFE 病史的患者中，骨性关节炎的发病率明显升高，许多学者也报道了在长期随访中随着滑移程度的增加，骨性关节炎的发病率也增加，学者指出没有轻度或中度滑移采用原位穿针治疗的髋关节在 50 岁之前发生骨性关节炎的报道。尽管 SCFE 的发病率在 1/2 000～1/1 000，那些晚期发生骨性关节炎的患者中，据报道 2%～9% 都有 SCFE 的病史。成人实施全髋关节置换术的研究表明高达 40% 的这些患者在行关节置换术时具有儿童髋关节疾病的病史。不是所有的学者都同意这些结论，有的学者已经指出这些 X 线片上的发现没有特异性，在各种病因所致的晚期骨性关节炎中都很常见。

正如以前所述，SCFE 后严重的畸形导致髋关节明显的生物力学改变，因为股骨近端干骺端的一部分与髋臼形成关节，导致髋关节退行性改变：近来学者试图通过恢复股骨近端接近正常的解剖来预防晚期关节炎：实施改变股骨近端方向的截骨术。总之，骨性关节炎似乎在 SCFE 的治疗组和非治疗组中总是一个不可避免的并发症，在滑移严重的病例中较早出现更严重的退行性改变。骨坏死和软骨溶解的并发症可以明显加快骨性关节炎的发展进程,常在青春期就导致晚期骨性关节炎。

股骨头缺血性坏死

SCFE 最严重的并发症就是股骨头缺血性坏死,关节炎是早期主要危险因素。有此并发症的患儿常诉腹股沟或者膝关节疼痛,体格检查主要表现为髋关节内旋受限,X 线早期通常没有明显的表现,通常几个月后出现股骨头变性和硬化。

在 SCFE 儿童中,似乎有两个骨坏死的主要诱因:术前血液供应中断和手术过程中引起的血液供应中断。随着当前技术的进步,包括认识到股骨头后上方血液供应的重要性和准确穿针的重要性,降低了医源性骨坏死的风险。

在不稳定型 SCFE 中,滑移的程度是否会影响骨坏死的发生率是有争议的。有文献指出骨坏死只发生在不稳定型 SCFE,有学者报道滑移的程度似乎不能成为一个独立的预测骨坏死的指标,而有报道滑移的程度是发展成骨坏死的一个危险因素。不过,当考志虑到这一点时,在就诊时 X 线片上移位的程度可能与真实的最大移位程度无关,该真实的移位程度可能以前已经发生,或在手术固定前就已经发生。

早期 ECT 或 MRI 显示双侧股骨头不对称,预示最终将发展为缺血性坏死。一般来说,稳定型骨骺滑脱很少并发缺血性坏死,非稳定型滑脱缺血性坏死发生率高。目前,不负重、减少活动以及抗炎治疗有助于减轻症状,但不能从根本上治疗缺血性坏死。

软骨溶解

目前病因不是很清楚,可能与自身免疫反应有关,石膏固

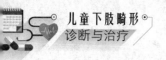

定、内固定装置穿过关节面、重度骨骺滑脱以及滑脱反复发作都有可能是其诱因。并发软骨溶解的患儿,同样表现为腹股沟或膝关节的疼痛,体格检查时髋关节活动障碍。X线表现为关节面宽度低于正常的一半。随着滑脱程度的增加,并发软骨溶解的风险就越大,单钉固定较多钉固定不易发生软骨溶解。治疗无特殊,减轻负重、限制活动、抗炎药物有助于缓解症状。有报道指出采用髋关节牵引、保持患肢外旋在所选的病例中有效。保守治疗失败可能需要手术干预,如关节融合术或关节置换术。软骨溶解仍然是SCFE最具灾难性的并发症之一,需要早期发现和治疗,但是需要警惕该并发症的预后。如果患者对保守治疗无明显效果,就需要实施挽救性手术。

股骨髋臼撞击综合征

股骨头骨骺滑脱导致髋臼形态学发生改变,从而导致盂唇撕裂或髋臼或股骨头的软骨损伤。表现为间断的腹股沟区慢性疼痛,可伴有腰背部、骶髂关节、臀部或大转子处疼痛,但疼痛一般不超过膝关节平面以下;同时伴有髋关节活动受限,以内旋受限为主。减少髋关节过度屈髋活动和活动量并、服用抗炎药物不能从根本解决撞击因素,不能解决关节退变的持续进展。必要时需手术治疗。

膝内翻与膝外翻

　　膝内、外翻是儿童较为常见的就诊原因之一,分别是根据膝关节相对于机体纵轴离开身体或者靠近身体的成角畸形,顶点位于膝关节处。膝内、外翻的出现,并不一定是疾病而需要治疗,可分为生理性和病理性。生理性膝内翻和膝外翻,是机体发育过程中出现的一个阶段性过程,随着机体发育成熟,该症状能自行改善、纠正,不需要医学的特殊干预。在人类正常的发育过程中,胎儿及新生儿时期多表现为轻中度的膝内翻,这与胎儿在母体内的姿势有关,这个情况会随生长发育逐渐纠正,至2～4岁时可出现发育性的膝外翻,再经过2年左右持续向相对"成熟"的解剖学力线过渡,6岁左右达到正常状态。病理性膝内翻和膝外翻,是指各种原因引起的机体膝关节内、外翻畸形,包括各种原因的佝偻病、骨骺不对称损伤、感染、先天性骨骺发育畸形、黏多糖病、肿瘤、脊髓灰质炎及脑瘫等。病理性膝内、外翻,常常会随着原发病变的加重而畸形加重,需要密切观察,必要时外科干预处理。各种病因引起的膝关节成角的畸形改变均可导致膝内、外翻畸形。儿童下肢负重状态和力线改变,行走步态的异常,必然引起膝关节偏侧的负荷增加,进而导致关节软骨的损害,造成膝关节退行性改变,最终会导致关节僵硬和行走功能障碍,严重降低儿童的生活质量。故对于膝内、外翻的及时诊断和治疗,对于儿童行走功能的维持和生活质量的改善具有重要意义。

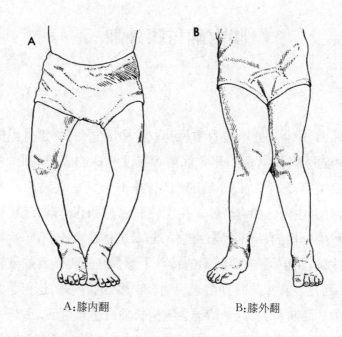

A:膝内翻　　　　　　　　B:膝外翻

膝内翻

膝内翻的基础知识

　　膝内翻畸形是常见的下肢畸形,多发生于青少年,可累及一侧或两侧下肢。膝内翻是指自膝关节以下向内翻转,踝关节面向内倾斜。双侧下肢伸直位时,踝关节内侧可并拢,膝关节内侧无法并拢,双侧股骨内髁之间有一定的距离,一般用"膝间距"表示其程度,0～3 cm 为轻度,3～10 cm 为中度,10 cm 以上为重度。分为双侧膝内翻和单侧膝内翻。双侧膝内翻,形如 O 型,一般也称为 O 型腿,俗称"罗圈腿"。单侧膝内翻,形如 D 型,也叫做 D 型腿。一般在新生儿时期和婴儿期,存在轻、中度膝内翻是正常的,下肢内旋会使膝内翻的外观更加明显。1 岁以上幼儿在开始站立和行走时出现膝内翻和容易跌倒引起家长的注意,行走时双膝间距增宽,步态摇摆,足趾内指。应了解出现畸形的时间,有无外伤史,治疗情况及畸形的进展程度等。

膝内翻不仅影响外观,且造成下肢负重力线的转移,日久可继发张力侧的韧带松弛、压力侧的韧带挛缩、退化性关节炎、髌骨脱位及髌骨软化等症,并可引起相应的各类症状。诊断虽不难,但寻找原因明确畸形部位、方向和严重程度,选择适当的治疗是骨科医生一项重要的工作。

膝内翻的病因

大多数膝内翻是发育性改变,少数为病理性改变。根据引起疾病的原因,原发部位可有局部的异常包括局部骨骺不对称早闭、骨骺破坏、膝内翻畸形、下肢力线排列紊乱、骨骺负重点不对称等。

佝偻病:维生素 D 缺乏所致的佝偻病,由于缺钙而软骨化的骨骼在直立负重时,可造成股骨与胫骨之间逐渐成角,多数学者认为形成膝内翻的机会要较膝外翻多。因为临床上发现膝外翻患者往往无佝偻病典型的迹象,而膝内翻患者绝大多数曾有过

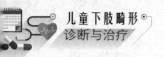

佝偻病史。膝内翻患者在胫骨形成外凸的弧度,在股骨形成外凸弧度则少。骨骺的损伤也是形成膝内、外翻的病因。

特发性膝内翻:胫骨近端生长发育障碍而产生的一种畸形,可单侧也可双侧发病。幼年独立走路时即可发现,患侧胫骨内侧弯曲,胫内侧骨端突出,继续发展可有跛行,双股骨髁间距增大,小腿短小,重者踝关节屈曲呈 O 型,髌骨外旋,股骨前突腓骨向前旋转。

膝内翻的临床表现与诊断

发生率:40％以上的膝内翻发生于婴幼儿时期的佝偻病,30％左右发生于青春期迟发性佝偻病。男性患者比女性多,与地区差异也有一定关系,寒冷地区出现本病的概率比温热地区高。

症状:膝内翻典型症状是站立、行走出现"O"型腿,即双膝不能并拢,严重膝内翻儿童会表现为行走不便。部分病例有胫骨向内稍弯曲、同时伴有内旋畸形。由于双下肢力线的改变,导致重心外移。检查时,可于儿童平卧位,伸直下肢,髌骨向正前方,双侧内踝靠拢,正常时双膝可并拢,如不能并拢,测量两股骨内髁间的距离,即为膝内翻的程度。站立位时,自髂前上棘向下经髌骨中心的重力线,正常时通过第 1、2 跖骨之间,膝内翻时,则偏向外侧通过第 3、4、5 跖骨。大多数儿童早期无不适,但严重膝内翻儿童常有行走不便。

影像学检查:主要是 X 线的检查。首先通过 X 线可明确诊断及了解发生膝内翻的病理原因,时测量胫骨和股骨纵轴所成的夹角即胫股角判断膝内翻和发展程度,也可测量胫骨的纵轴和骨骺的水平线所成的夹角即干骺端—骨干角。膝内翻畸形时,还可见膝关节平面稍内斜、胫骨上端成角、局部骨皮质一般无异常改变。X 线片显示股骨、胫骨内侧骨皮质增厚,硬化,骨骺、骺板及干骺端表现正常,胫骨中上 1/3 向内成角。通常两侧呈对称性改变,干骺端—骨干角生理性膝内翻小于 11°,大于 11° 为胫骨内翻。

诊断标准:典型膝内翻症状——双膝不能并拢、出现"O"型腿;X 线检查股胫角<171°。通过患者症状,医生查体,以及 X 线检查,即可明确。

鉴别诊断:应与胫骨内翻和佝偻病相鉴别。

胫骨内翻:胫内翻是儿童下肢病理性膝内翻畸形常见原因之一,其特点为胫骨近端干骺端的内侧骨皮质锐性的向内成角,胫骨近端外侧的骨皮质几乎仍保持平直。而生理性膝内翻,内外侧的骨皮质均呈钝性的向内弯曲,除非胫内翻晚期,一般股骨正常,生理性膝内翻股骨常有向内呈弓形弯曲。生理性膝内翻,胫骨近端干骺端—骨干夹角小于 11°,而胫内翻,此角大于 11°。生理性膝内翻,胫骨近端内侧干骺端正常,胫内翻则显示此处呈不规则骨质疏松,甚至碎裂。随该病的发展,胫骨近端骨骺向内倾斜,骺线内侧不规则、外侧变宽。生理性膝内翻,多为双侧,对称性受累,而胫内翻常见单侧呈不对称性发病。胫内翻常有阳性家族史,父母或兄弟姐妹患同样病。注意全面检查。

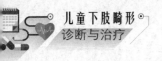

佝偻病:婴儿期佝偻病在生理性弯曲阶段发病,下肢出现严重的膝内翻,胫骨过度内旋。佝偻病时,全身骨骺板均受累,骨骺病变广泛,有方头、手镯征。查血可见骨的碱性磷酸酶增高。

另外,由外伤、感染引起的股骨远端后内侧、胫骨近端骺内侧生长紊乱可致膝内翻或胫骨内翻畸形,这种病例 X 线有典型表现,而且常累及一侧。

膝内翻的治疗与预后

膝内翻多影响美观,使患者变得自卑,可以通过积极的治疗改善美观,避免因严重的膝内翻造成行走不便。同时要积极治疗膝内翻原发疾病,如佝偻病。

就医指征:内翻早期多不易觉察,当患儿出现下肢负重、行走异常时,需要在医生的指导下进一步检查。已经确诊膝内翻的患者,应该筛查病因,如有维生素 D 缺乏,应立即就医。

就诊科室:大多患者优先考虑去骨科就诊,若患者检查出佝偻病,可到相应科室就诊,如儿童内分泌科。

医生询问病情:因为什么来就诊的? 目前都有什么症状(如双膝不能并拢、行走不便等)? 是否有以下症状(如激惹、烦闹、多汗等症状)? 既往有无其他的病史? 目前孩子几岁?

由于膝内翻的病因较多,治疗方案的设计应着眼于整体,建立在对患者年龄,诱发因素,软组织和关节情况及畸形程度的综合考虑的基础上,对患者进行个体化治疗。首先应积极纠正原发疾病:尽快纠正活动性的内分泌、代谢性疾病,改善骨的营养及代谢情况,促进骨骼的生理性发育,增强骨骼强度及对抗外界应力的能力;炎症、肿瘤、骨骺早闭及发育异常以及神经肌肉病变等可持续引起膝关节内翻变化的疾病,则应在矫正膝内外翻前彻底消除,否则矫正治疗后膝内外翻情况必然出现反复,导致治疗的失败。生理性膝内翻不需特殊治疗,只需随访观察。佝偻病患儿应采取内科治疗,在自觉症状消失,血钙、磷、碱性磷酸酶已正常,年龄较大,骨质坚硬,膝间距 10 cm 以上者应手术矫正。矫正时,截骨部位的选择极为重要,多数应在胫骨上端采用"V"形或楔形截骨术,有的患儿应根据畸形明显的部位,在股骨或胫骨中下段截骨,以恢复正常的力线。

O 型腿的矫正方法包括:手术矫正、矫正鞋垫等。

1. 手术矫正:手术适应于 O 型腿程度非常重,或者已经并发骨性关节炎,出现关节疼痛的患者。手术的好处是被动治疗,矫正立竿见影,不需要恒心和坚持。缺陷是手术技法不同,大多需要截骨,痛苦和风险大,费用高。术前准备手术前应全面检查,了解膝内翻产生的原因。有条件时,应尽可能拍摄负重位由髋至踝的下肢全长正位 X 线片,准确判断畸形部位和程度,测量股骨角、胫骨角和股胫角,设计截骨部位、方法和范围并用图样演示截骨后的结果。截骨部位的选择是手术成功的关键。膝内翻时股骨、胫骨和腓骨均常有畸形,通常胫腓骨畸形更严重,不只是向外弓,还有向内侧旋转扭曲。一般选择畸形最为严重的顶处进行截骨。对于股骨和胫、腓骨均有明显畸形者,应上下同时截骨。双下肢存在多段畸形时,为方便术后

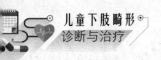

生活自理和康复,宜先行一侧手术;有条件时,也可同期手术。截骨方法有开放和闭合楔形、线形、杵臼形等,应根据畸形情况和术者的经验而定。我们认为闭合楔形截骨断端稳定、操作简便,因不损害楔顶骨膜,容易愈合且不造成肢体短缩。截骨部位的固定方法有钢板、骨圆针、骑缝钉、外固定架、石膏等。北京积水潭医院近年来采用 Giebel 槽形钢板内固定,切口小,操作简便,结果满意。

2. 非手术矫正:其原理基本一致,都是通过松弛膝关节内侧副韧带,恢复膝关节内外侧的稳定结构,从而使胫骨外旋,达到矫正目标。非手术矫正方法,好处是费用低、风险小,缺陷则是主动治疗,见效慢,需要长期坚持。没有恒心就达不到矫正目的。矫正鞋垫是外侧高、内侧低,在行走、站立时,可以给小腿一个向外旋转的力量,能预防因走姿不好,导致的 O 型腿加重和形成。方便使用,但对于轻微 O 型腿患者有效,不适用于 O 型腿程度较高的患者。

O 型腿的预防与防止加重非常重要,除了先天以及器质性病变造成的 O 型腿,其他绝大多数的 O 型腿都是由于后天的不良习惯(跪坐、盘腿、运动、走路姿势等)造成的。在日常生活要注意这些,避免形成 O 型腿,即便是通过各种方法矫正好了的患者,也要注意各种不良习惯,避免腿型复发。

预后:膝内翻经过有效规范的治疗大多可以治愈,能够改善患肢功能,使患者站立、行走更加美观,增加患者自信。

膝外翻

膝外翻作为一种主要的儿童下肢畸形,在生长发育的早期就可能出现异常表现,可累及一侧或两侧下肢。膝外翻是指膝关节以下向外翻转、股骨下关节面向外倾斜。双侧膝关节靠拢后,双侧内踝之间有距离,一般用"踝间距"表示其程度,0~3 cm为轻度,3~10 cm为中度,10 cm以上为重度。正常膝关节有5°~10°的生理性外翻角,如果超过15°,则为膝外翻畸形,分为双侧膝外翻和单侧膝外翻。双侧膝外翻,形如X型,一般也称为X型腿,单侧膝外翻,形如K型,也叫做K型腿。

在2~6岁期间的儿童,存在轻、中度膝外翻为发育性膝外翻,是正常生理现象。严重膝外翻的儿童出现摇摆步态,因碰膝而分开双足走路,避免跌倒,患儿易疲劳。足外翻使鞋面向外侧突出,两足尖内指,以使身体重心落在足底中央即第二跖骨,呈"内八字"步态。如果小腿三头肌和髂胫束挛缩,出现"外八字"步态,并出现小腿肌腹和大腿前方疼痛。严重膝外翻儿童由于改变了股四头肌和髌腱的走行方向,髌骨可向外脱位。儿童因活动量减少而肥胖。内侧副韧带拉长,以后导致退行性关节炎。

膝外翻没有膝内翻常见,但是如果很严重的X型腿也会造

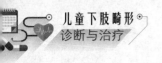

成膝关节受力不均,造成膝关节外侧的软骨提前磨损,或者外侧半月板损伤,也容易造成膝关节的外侧提前老化。一般跟缺钙没有必然的联系,具体的形成原因目前尚不明确。对于普通的膝外翻,也没有必要戴矫形器。大部分人对轻度的外翻是非常好耐受的,因为正常情况下膝关节内侧负重比外侧的关节负重要多,所以轻度外翻,大部分人还是比较容易耐受的。对于比较严重的外翻,可以通过截骨手术进行矫正。同样在儿童期,8~10岁的时候,如果有非常明显的外翻,也可以通过诱导生长的方法,通过两边骨骺的生长,调节生长速度,尽可能消除膝外翻的干扰,可以尽量地减轻膝外翻,甚至消除膝外翻。

膝外翻的病因

膝外翻多由疾病因素导致,以佝偻病多见。儿童可能会出现轻度的膝外翻现象,是下肢生长发育引起的生理性膝外翻。

疾病因素:

膝外翻的原因众多,佝偻病引起者最为常见,其原因是缺乏维生素D所引起的膝部畸形。

股骨远端、胫骨近端的孤立性骨软骨瘤、多发性外生骨疣、多发性内生软骨瘤病、慢性骨髓炎可引起儿童期下肢骨不对称性生长,遗留膝外翻畸形。

儿童期患有肾性骨病者,也常遗留膝外翻畸形。

儿童期存在先天性腓骨纵向发育缺陷、股骨远端和胫骨近端骺板外侧外伤及早闭可造成不对称生长,也可遗留膝外翻畸形。

神经肌肉性疾病如脑瘫和脊髓灰质炎可造成髂胫束挛缩,亦可遗留膝外翻畸形。

非疾病因素:2～6 岁之间的儿童可能会因下肢的生长发育规律,出现轻度的膝外翻现象,一般随着年龄增长,可自行矫正。

膝外翻的临床表现与诊断

发生率:膝外翻男女发病率相等,常见于 2 岁以上幼儿,多累及一侧或双侧下肢,畸形多发生在股骨下段,股骨内髁可过度发育。

症状:膝外翻典型症状是站立或行走时,出现"X"型腿,即是双踝不能并拢。检查时,可于患者平卧位,伸直下肢,双膝并拢,正常时双踝可并拢,膝外翻时可见内踝显著分开,测量下肢轴线时,髌骨不在髂前上棘和一、二趾间连线上而位于连线内侧。如不能并拢,测量两内踝间的距离,即为膝外翻的程度。大多数患者早期无不适,但严重膝外翻患者常有行走不便。长时间下肢负重力线改变,肌肉异常收缩,会导致膝关节疼痛,严重者会出现膝关节活动受限、影响行走。患者可出现行走、跑步笨拙,容易摔跤,有时诉说膝部、小腿或足部疼痛,可合并外翻足。随患儿年龄增长,而出现继发性退行性关节炎、外侧膝韧带缩短、内侧膝韧带松弛、髌骨脱位等症,患者可出现关节活动受限,甚至影响日常活动。

影像学检查:主要是 X 线的检查。首先通过 X 线可明确诊断及了解发生膝外翻的病理原因,时测量胫骨和股骨纵轴所成的夹角即胫股角判断膝外翻和发展程度。X 线检查可准确显示骨骺状态、骨质密度,并测量出畸形部位和角度。正常情况下,股骨外角为 80°,胫骨外角为 93°,两者之和为股胫角,正常 171°～175°(平均 173°),膝外翻患者＞175°。多排螺旋 CT 的容积重建技术有助于从各个角度观察膝外翻骨骼旋转角度及程度,MRI 除显示膝关节骨骼变化外,主要对诊断关节软骨、周围韧带及软组织的改变、有无关节腔积液等提供帮助,有利于治疗方案的确定。

实验室检查:怀疑是佝偻病患者,需完善血清 25(OH)D3 等相关检查。

诊断标准:通过临床表现,站立或行走时,双踝不能并拢,初步诊断为膝外翻;结合病史、症状,以及医生查体、下肢 X 线检查,明确膝外翻诊断;根据血清 25(OH)D3 等相关检查,明确膝外翻的原因。

膝外翻的治疗与预后

膝外翻多影响美观,使患者变得自卑,可以通过积极的治疗改善美观,避免因严重的膝外翻造成行走不便。同时要积极治疗膝外翻原发疾病,如佝偻病。膝外翻治疗的目的是矫正畸形,改善步态,以及治疗膝外翻的根本病因。膝外翻患者只要骨骺已闭合,即应该考虑手术治疗。部分患儿为生长发育出现轻度膝外翻,随生长发育可自愈,可进行观察。出现膝外翻后,应及时就医,进行体格检查、影像学检查等,明确出现膝外翻的病因,并尽早开始针对性处理。

就医指征:出现以下情况需就医:发现患者站立或行走时,双踝不能并拢,发现"K"型腿,或"X"型腿;伴有下肢疼痛,甚至不能行走等;患儿有言语、运动发育迟缓等。就诊科室:大多患者优先考虑去骨科就诊,若患者检查出佝偻病,可到相应科室就诊,如儿童内分泌科。

医生询问病情:患者年龄? 什么时候发现站立或行走时,双踝不能并拢? 近期是否受过外伤? 既往有无其他疾病? 是否有什么其他症状(如膝关节疼痛、活动障碍、甚至不能行走等)?

由于膝外翻的病因较多,治疗方案的设计应着眼于整体,建立在对患者年龄、诱发因素、软组织和关节情况及畸形程度的综合考虑的基础上,对患者进行个体化治疗。首先应积极纠正原发疾病:若存在原发疾病,如佝偻病等,积极治疗原发疾病,骨骼畸形者,需要使用骨科器械进行支撑、定位以及矫正,部分需要手术治疗。膝外翻后期出现疼痛症状,可给予非甾体抗炎药物改善,如阿司匹林、布洛芬等。

发育性膝外翻,90%的儿童可自行矫正,无需治疗,特别是行走时足尖内指呈"内八字"足者,膝外翻更能自行矫正。如果随诊过程中畸形加重,可采用下肢支具矫正。为防止足疲劳,亦

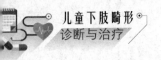
可应用足的纵弓支撑物或足内侧楔形物垫高的矫形鞋。经上述治疗无效时需要手术矫形,手术年龄以学龄期儿童且踝间距10 cm 以上者为宜。病理性膝外翻者应手术矫正。手术治疗时,根据患儿病情可选择股骨远端或胫骨近端内侧骨骺阻滞术或股骨远端倒 V 形截骨术,畸形严重时应避免腓总神经损伤。

对于有些中度膝外翻病例,尤其是肥胖儿童,踝间距超过5 cm 可考虑穿矫正鞋,矫形器可应用1～2 年。

一般来说,常用的治疗方法有以下几种:

1. 垫高鞋底矫正法:鞋底的内侧垫高以改变走路时负重力线,使畸形逐渐矫正。

2. 手术矫正法:严重的膝外翻以及病理性膝外翻需要手术治疗,可采用"8"字钢板半骨骺阻滞手术,该方法利用儿童所特有生长发育潜力,来调节和纠正下肢成角畸形,但需强调这种钢板不可长期置于患儿体内,否则会造成永久性骨骺闭合,需定期复查,在专业医生指导下选择合适时机手术取出钢板。该方法理念先进,属于微创手术,手术效果良好。和传统的截骨手术相比,手术创伤小,孩子痛苦小,恢复快,手术风险小,但该方法见效慢一些,因为它要靠儿童生长潜力来调节。对于发育成熟或者接近发育成熟的儿童只能采用传统的截骨手术治疗。

膝外翻患者只要骨骺已经闭合,即应考虑手术治疗。目的主要是防止因下肢力线不良、膝关节外侧间室过度负重而过早引起关节软骨退变和磨损,其次还可通过矫正畸形而改善下肢外观。手术治疗原则类似于膝内翻,主要截骨方法有开放和闭合楔形、线形、杵臼形等。

术后免负重 1 个月,第 2~3 个月可部分负重,3 个月后一般可完全负重。因手术不进入关节,不需要进行膝关节的屈伸活动练习。术后 1 年左右拆除钢板。

预后:膝外翻经过系统、正确的治疗,大多能改善步态、缓解疼痛等症状,疗效肯定。

儿童下肢弯曲

儿童下肢弯曲是怎么回事

儿童下肢弯曲通常是指儿童在发育过程中出现的下肢成角问题,因为人类发育成熟之后下肢的长度和外观正常情况下不会发生太大变化,而儿童在快速生长期则会经历腿型变化,常常困扰家长及儿科医生,多数症状可以自行缓解。为正确理解儿童下肢发育的旋转和成角过程,儿科医生需有相关下肢发育的生理解剖知识,并结合儿童发育的特点及详细的病史体检进行综合评估及处理。

儿童生理性下肢弯曲和病理性下肢弯曲是怎么回事

(一)生理性下肢弯曲,顾名思义是机体发育过程中出现的一个阶段性过程,随着机体发育成熟,该症状能自行改善、纠正,不需要医学的特殊干预。

(二)病理性下肢弯曲,是指由于各种原因引起的机体股骨或者胫骨弯曲畸形,即俗称的大腿和小腿弯曲,包括各种原因的佝偻病、骨骺不对称损伤的后遗畸形、感染、先天性骨骺发育畸形等。作为病理性下肢弯曲畸形，常常会随着原发病变的加重而畸形加重，临床需要密切观察，必要时需要外科干预处理。

儿童生理性弯曲和病理性弯曲有哪些表现呢

（一）生理性下肢弯曲主要表现为生理性膝内外翻，指的是在儿童生长发育过程中，出现下肢腿型的改变，常见于0~7岁儿童，家长经常发现孩子出现生理性膝内翻即"O型腿"和生理性膝外翻即"X型腿"。有此类生理性弯曲不属于畸形范畴，无需特殊治疗，一般随着儿童生长发育过程症状自行消失。

（二）病理性弯曲：病理性弯曲以一侧畸形较多见，偶尔可以表现为双侧畸形，主要表现为大腿、小腿外观出现明显异常表现，可出现弯曲形变，当然因为儿童时期人类皮下脂肪层较厚，许多轻度病理性畸形的患儿并非肉眼可见，临床上往往是病情进展较重时家长才会发现，所以仔细观察即常规的社区儿童体检十分重要。病理性弯曲发生率较生理性大大降低，如胫骨假关节、成骨不全等，此类疾病常常伴有基因异常及家族遗传倾向，治疗难度大，病情复杂，需及时就医，本书其他章节已有膝内翻及膝外翻相关知识，不再赘述，本章节主要讲述的下肢骨质弯曲畸形，主要表现为股骨弯曲畸形和胫骨弯曲畸形。

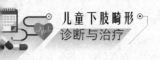
家长如何去判断婴幼儿正常的下肢弯曲呢

在宝宝的发育过程中,外形和颜值越来越被重视。越来越多的家长介意娃的腿型问题。不少家长担心,宝宝的肌肉和骨骼还没有发育好,老这样站着、弹跳是不是不好? 一般来讲,4 月龄左右,孩子就会蹬腿了,在父母托住上半身的情况下有弹跳的反应也是很正常的。孩子的腿有点弯,会不会和他老喜欢站立蹬腿跳有关? 那是因为宝宝存在一定时期的生理性腿弯,这属于孩子发育中必然会经历的阶段。还没出生时候,宝宝在妈妈的子宫里,地方比较小,腿部保持蜷缩状态。这种状态持续整个怀孕过程,而新生儿刚出生时肢体软骨多,弹性好,因为适应子宫内状态形成股骨、胫骨稍稍内弯,整体形成 O 型腿。所以出生后头两年,弯弯的腿型就成为常态。从出生到 18 个月左右出现 O 型腿(膝内翻),接着出现正常外形(18 个月到 2 岁左右),然后发展为 X 型腿(膝外翻),一般四五岁膝外翻症状最明显,此后膝外翻程度好转,到 7 岁左右时,小孩下肢的力线基本和成人相同,略微外翻。

如何判断儿童的下肢弯曲是否需要就诊呢

若儿童身高正常,表现为对称性膝外翻<15°,两踝间距

无进行性增大则不需处理。若年龄大于 7 岁且仍有＞15°的膝外翻，且不对称，为排除病理性因素需转诊至儿童骨科。此时需要拍摄双下肢全长 X 线以明确双侧下肢外观形态。生理性下肢弯曲，其骨骼发育和钙磷水平无异常改变，否则为病理性疾病。生理性下肢弯曲，一般不需要采用医学干预，如果下肢弯曲明显，则往往是病理性的改变，需要进一步检查明确原因。

病理性下肢弯曲畸形顾名思义就是下肢力线不正常，与下肢旋转畸形不同，旋转畸形通常表现在行走时步态和常人不同，而外观差异较轻微，而弯曲畸形则是很明显可以肉眼观察到下肢不对称或明显不正常的表现。常同时表现为股骨远端和胫骨近端的影像学异常表现。不管是什么原因导致下肢弯曲畸形，如果下肢力线发生偏移，都需要进行治疗。

病理性下肢弯曲有哪些原因引起的

病理性下肢弯曲可以由儿童时期缺钙或者创伤导致。也可以是先天性发育异常类疾病，比如：先天性胫骨假关节，由于其为全身系统疾病，这类疾病治疗起来比较困难。另外，还有一些疾病如佝偻病、成骨不全等都可以导致儿童的下肢弯曲畸形。

（一）先天性胫骨假关节，除有小腿畸形外，还会有全身其他改变，家长也容易发现，就是在全身其他部位可以出现多个

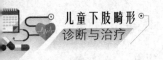
咖啡斑。而先天性胫骨假关节矫正比较麻烦,大多需要手术治疗。但是如果诊断为先天性胫骨假关节,手术治疗年龄一定要向后推,年龄越大治疗效果越好,年龄越小,需要手术次数越多,而且留下后遗症越多。有些先天性胫骨假关节,最后可以导致截肢。

1. 先天性胫骨假关节是什么疾病?

先天性胫骨假关节是胫骨节段性发育异常、无正常骨形成,伴随成角畸形、病理性骨折和骨不连接(也称骨缺损)。由于发育异常所致胫骨的畸形和特殊类型的不愈合,最终形成局部的假关节。常合并有Ⅰ型神经纤维瘤病。本病预后极差,一旦骨折,几乎不能自愈。典型的先天性胫骨假关节畸形是患儿的小腿中 1/3 处向前弯曲畸形或假性关节样(胫骨髓腔变细甚至中断)外形,患肢短缩。根据摄片上胫骨形态,一般分成三个类型。

(1) 弯曲型:出生后胫骨下段向前弯曲,但无假关节,胫骨前弓处皮质增厚,髓腔闭塞,胫骨端萎缩硬化,呈前弓外形。发生骨折后,经一般处理局部不愈合,形成假关节。部分医生或因不认识此病,贸然作截骨手术,形成不愈合,继续发展而两断端吸收,骨端硬化,远端进一步萎缩变细,呈笔尖状。

(2) 囊肿型:出生后在胫骨中下 1/3 处呈囊性改变,但骨干部分并不变细,临床不易发现,轻微外力造成骨折后出现不愈合,继之形成假关节。

(3) 假关节型:出生后即发现有胫骨中下段缺损,形成假关节。假关节处有较坚硬纤维组织连接或软骨连接,骨端随生长发育而变细,萎缩,远端更为明显呈笔尖状,皮质菲薄。有时同时出现周围软组织萎缩,包括腓肠肌。如果腓骨累及,亦发生同样变化。

2. 胫骨假关节这个疾病有哪些表现呢?

典型的先天性胫骨假关节畸形是患儿的小腿中 1/3 处向前弯曲畸形或假关节外形,患肢短缩。临床最常使用的分型方法为 Crawford 分型。

(1) Ⅰ型:表现为弯曲畸形的顶点观察到骨髓腔通畅、皮质骨增厚。这种类型的患者常有好的预后,一些甚至可能不会发生骨折。所以这类型患儿表现最轻微。

(2) Ⅱ型:表现为细小的髓腔和骨皮质增厚,和骨小梁的缺失。

(3) Ⅲ型:特点是囊性病变,这种类型的患者可能会骨折。这种类型的假关节患者会早期骨折,因此需要早期的治疗。

(4) Ⅳ型:表现为胫骨假关节和部分出现腓骨不愈合的表现。

3. 先天性胫骨假关节需要做哪些检查呢?

先常规拍摄 X 线片,疾病不同过程有不同的影像学改变。畸形的进一步发展会发生骨不愈合。常规的 X 片显示薄而萎缩的或宽而肥大的胫骨,通常近端是杯状和远端是尖的。假关节发生在胫骨远端的 1/3,也可发生在任何水平。腓骨常受到累及。其次就是磁共振成像。磁共振成像(MRI)能为该疾病的范围提供有价值的信息,有助于术前精确规划切除的边界。与标准的 X 片相比,在假关节形态和软组织毗邻方面,MRI 能提供更

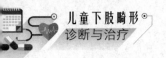

精确的数据。假关节处的骨膜为厚的软组织层。MRI可发现深部软组织神经纤维瘤,这是磁共振成像的独特优势。因此该疾病的患者常规用X片诊断和随访过程中,MRI可推荐作为一种辅助的检查。CT作为一种断层成像,也作为一种常规检查手段,CT常能证实含硬化组织的溶骨性病变。

4. 先天性胫骨假关节应该如何治疗呢?

(1) 非手术治疗:年幼患儿主要采用的是石膏或支具保护:确定诊断后,不管是哪一型均应保护,防止外伤以免骨折后形成假关节。对于一部分囊性型的患儿,避免骨折,可以行刮除植骨术。部分患儿即使出现不可避免的骨折后假关节表现,由于保护得当而推迟出现假关节的时间,待患儿年龄较大时手术,其手术成功率可大大提高。而且部分弯曲型的患儿在有效的保护下可获得满意的结果。常规治疗方案是学步前以石膏托或石膏管型固定,定期更换,患儿开始学步后以轻便支具保护。部分患儿胫骨弯曲畸形逐渐减轻,最后髓腔通畅,完全恢复到正常骨质,避免了假关节的形成。

(1) 手术治疗:如果初次诊断先天性胫骨假关节时已经是较大年龄时,一般只能采用联合手术的方式去治疗,通常手术创伤较大。带血管腓骨移植术是目前较好的治疗方法,但再骨折形成假关节常有发生,尤其在骨远端融合处。

髓内棒结合皮质骨移植术:先天性胫骨假关节采取假关节切除、髓内棒固定、皮质骨移植治疗是非常有效的。从对侧胫骨取骨皮质做骨移植的抗骨吸收能力比用松质骨要强,使用皮质骨移植的最初愈合率比使用松质骨高。但部分患儿将需要额外的手术去治疗再骨折和其他的并发症。

Ilizarov 环形外固定器联合髓内棒：与使用其他手术方式相比，应用这种术式可降低胫骨假关节的再骨折率，减少力线异常，且会获得较好的踝关节功能。

包裹式自体髂骨植骨联合手术：自体髂骨移植能提供有活性的成骨细胞和诱导成骨的糖蛋白和骨形态发生蛋白，而包裹式植骨有助于保持松质骨碎块与假关节紧密接触，允许在局部形成高浓度的糖蛋白和骨形态发生蛋白等化学诱导因子，有促进假关节愈合的作用，初步临床观察证实，包裹式自体髂骨移植具有促进先天性胫骨假关节愈合的作用，可作为一种新型的植骨方法，在临床中推广。

经足踝髓内固定、自体髂骨移植和 Ilizarov 环形外固定器的联合技术是治疗儿童胫骨假关节的相对可靠的方法，初期随访结果表明该手术方案不仅明显的缩短愈合时间，也降低了再骨折发生率，尤其适用于多次手术失败的病例。目前国外也有部分学者采用药物和外科手术联合治疗，此类治疗手段目前在国内还没有得到普及，药物主要包括骨形态发生蛋白生物制品。在 2012 年美国学者 Paley 等报道用骨形态发生蛋白药物联合骨膜和自体松质骨移植、胫腓骨融合、髓内棒和外固定治疗先天性胫骨假关节。称为 shotgun 治疗方案，使该病的机械力学环境和生物学环境达到最佳。目前很多学者认为这种联合式的治疗方案是目前最佳的治疗方案。

综上所述，对于先天性胫骨假关节，其愈合的关键因素包括充分的切除含病变骨膜假关节、足够稳定的固定、建立适合骨愈

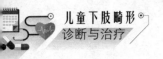
合的最佳生物环境、及保护性负重至骨骼发育成熟是治疗胫骨假关节的有效方法。复杂的先天性胫骨假关节治愈率仍然不确定,还需要进一步进行相关基础和临床研究。

(二) 成骨不全,该病具体病因尚不明确,多有家族遗传史,发病率约为 3/100 000,男女的发病比例大致相同。

1. 成骨不全症是什么疾病?

成骨不全症,又称成骨不全、脆骨病、原发性骨脆症、瓷娃娃、先天性骨发育不全、骨膜发育不良。患儿在生长发育期间因为骨质脆弱容易发生骨折,即使轻微的碰撞,也可能造成严重的骨折,是一类非常罕见的遗传性骨疾病。该病具体病因尚不明确,在临床上经常遇到因为很轻微的外力损伤后引起反复多次,多处的下肢骨折而高度怀疑此疾病的诊断。基因检测可以确诊。

2. 成骨不全症这个疾病有什么表现呢?

对于成骨不全症患儿,有时要与严重的佝偻病相区别。佝偻病表现为骨骺软骨增宽、模糊、干骺端到钙化软骨区不规则,分界不清。干骺端本身呈杯状增宽。此外,其他骨骼的稀疏情况不及成骨不全症者明显。临床上尚应与软骨发育不全,先天性肌肉弛缓,甲状腺功能减退及甲旁亢等区别,一般较容易辨别。

广泛采用的临床分类方法是 Sillence 的四型分类法。Sillence等(1979)从遗传发生学角度将成骨不全分为四型,此种分型方法已得到学术界的认同。

(1) 1 型为常染色体显性遗传,蓝巩膜,只表现轻度骨畸形。

（2）2型为致死型（一般出生前或出生时即死亡）。

（3）3型为严重型，很多病例呈现宫内发育延迟，出生后即出现骨折，临床上出现严重的骨关节畸形，婴儿期表现蓝巩膜，儿童期以后则不显著，这一类型患者一般可以存活到成年。

（4）4型为常染色体显性遗传，但无蓝色巩膜，中度骨关节畸形，虽无宫内发育延迟，一般发育速度慢，身材矮小。

反复骨折是成骨不全的特征，以横断骨折、螺旋形骨折最常见，约15％的骨折发生在干骺端。骨折后可以有大量骨痂增生，多数可以愈合，但往往残留畸形。骨折不愈合易发生于进行性畸形加重反复骨折的部位，3型多于4型。局部可呈现萎缩或增殖改变。4岁时，70％的Ⅰ型成骨不全患儿可以独立步行，1/3的4型患儿可以走或爬，而3型患儿此时还不能独立坐稳。10岁时，80％的3型患儿可独立坐稳。50％1型与4型患儿牙齿形成缺陷，80％以上的3型患儿牙齿形成不全。并发先天性心脏畸形在3型也并非罕见。个别病例因耳硬化症造成听力障碍。近来文献中还有合并肾结石、肾乳头钙化及糖尿病的报道。

3. 成骨不全症有哪些病因呢？

由于间充质组织发育不全，胶原形成障碍而造成的先天性遗传性疾病。本病病因不明，男、女发病相等。可分为先天型及迟发型两种。

先天型指在子宫内起病，又可以再分为胎儿型及婴儿型。病情严重，大多为死亡，或产后短期内死亡。是常染色体隐性遗传，迟发型者病情较轻，又可分为儿童型及成人型。大多数患者可以长期存活，是常染色体显性遗传。15％以上的患者有家族

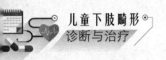
史。本病呈常染色体显性或隐性遗传方式,可为散发病例。蓝巩膜的遗传率为100%,听力丧失因年龄而异。散发病例多因新突变所引起,常与父母高龄有关。成骨不全病的发生主要是由于组成Ⅰ型胶原的α1或α2前胶原(Pro-α1或Pro-α2)链的基因(即COL1A1和COL1A2)的突变,导致Ⅰ型胶原合成障碍,结缔组织中胶原量尤其是Ⅰ型胶原含量下降,胶原是骨骼、皮肤、巩膜及牙本质等组织的主要胶原成分,因而这些部位的病变更明显。

4. 成骨不全有哪些特殊症状呢?

(1) 骨脆性增加:轻微损伤即可引起骨折,严重者表现为自发性骨折。先天型患者在出生时即有多处骨折。有些新生儿家长发现分娩后患儿部分肢体肿胀弯曲,触摸时患儿烦躁哭闹,此时可能已发生了病理性骨折,骨折大多为青枝型,移位少,疼痛轻,愈合快,依靠骨膜下成骨完成,然而往往因忽视此症状而造成畸形愈合。长骨及肋骨为好发部位。青春期过后,因为患儿骨折无机质的增加,骨的强度增加,发生骨折的风险逐渐减少。

(2) 蓝巩膜:90%以上的患儿都会存在。是由于患者的巩膜变为半透明,可以看到其下方的脉络膜的颜色的缘故。巩膜的厚度及结构并无异常,其半透明是由于胶原纤维组织的性质发生改变所致。所以,观察儿童巩膜颜色是否为深蓝色是初步判断成骨不全症的重要方法之一。

(3) 耳聋:年幼的患儿常听力正常,常到11~40岁出现,原因可能因耳道硬化,但亦有人认为是听神经受到压迫所致。

(4) 关节过度松弛:主要表现腕及踝关节。观察患儿的手腕及足踝处可以出现过度伸直或者弯曲。这是由于肌腱及韧带的胶原组织发育障碍。还可有扁平足。有时出现习惯性的肩关节脱位及桡骨头脱位等情况。

（5）肌肉薄弱。

（6）头面部畸形：严重的颅骨发育不良者，在出生时头颅有皮囊感。以后头颅宽阔，顶骨及枕骨突出，两颞球状膨出，额骨前突，双耳被推向下方，脸型呈倒三角形。有部分患者伴脑积水。

（7）牙齿发育不良：牙齿发育很差，乳牙和恒牙都可以出现此类情况。牙齿表面呈黄色或蓝灰色，易发生龋齿和早期牙齿松动脱落。临床工作中经常看到患儿牙齿稀疏，凹凸不平表现。

（8）侏儒症：身材较同龄人群矮小，差异较大，加上脊柱及下肢多发性骨折畸形愈合所致。

（9）皮肤瘢痕宽度增加：主要是由于胶原组织有缺陷所致。

5. 如何诊断患儿是否成骨不全呢？

因为成骨不全一般具有家族遗传特点，所以许多患儿父母本身即存在此病的症状或者相关基因，此病常常因患儿偶然轻微外伤后急诊至创伤外科就诊，摄片时发现骨质异常表现。根据患者临床特征结合 X 线检查，不难作出诊断。而常规产前诊断则依靠超声学检查、放射学检查、羊水及绒毛的基因分析。

6. 成骨不全症应该如何预防？

此病呈常染色体显性或隐性遗传方式，因为成骨不全症一般为家族遗传病，很少情况下会出现健康的父母出现患病的后代，所以此病预防的重点还是针对相关人群。如夫妻一方有此

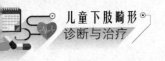

病家族史,即使未表现出相关症状,生育时也应到医院做咨询或检测,早发现,早处理,避免生出有病后代。但是对于散发病例,目前尚无有效预防措施。

7. 成骨不全症应该如何治疗呢?

成骨不全症的治疗主要目的是预防骨折,改善负重力线,增加骨骼强度,改善功能。严格的保护患儿,一直到骨质接近或达到正常为止。同时又要防止长期卧床的并发症。对骨折的治疗原则和正常儿童一样。在矫正畸形方面,近年来有人将畸形的长骨多处截断,穿以长的髓内针(可延长髓内钉),纠正对线,并留在骨内以防止再骨折。如皮质太薄,手术有困难时,可用异体骨移植。50%～70%的病儿有脊柱侧凸畸形,可用支架保护。若脊柱侧弯超过60°时,应矫正后作脊柱融合术。

(1) 生长激素:生长不足是成骨不全症的临床特征之一。生长激素对成骨不全症有一定疗效,钙含量增加(男性更明显),有利于骨矿化。生长激素可促进胶原合成,治疗12个月后,骨的纵向生长速度增加(骨龄无变化)、骨折率减少。这是由于生长激素可增加骨钙素合成,促进矿化。Ⅲ、Ⅳ型的成骨不全症患儿(1～4岁)存在生长停滞期。应用0.1～0.5 U/(kg·d)的生长激素治疗,每周6天,6个月后可增加剂量,许多患儿骨的纵向生长速度增加。有荷兰学者报道,首批20例患儿的中期治疗结果满意。

(2) 细胞置换:是指用完全正常的细胞通过骨髓移植来转换携带突变基因的细胞。用聚合酶链反应分析法对全部骨组织进行分析结果显示尚不能肯定置换能够成功。目前尚未弄清正常细胞需达到何种程度才能减轻临床症状,理想治疗尚在探索之中,目前处于基础实验阶段,未进入临床应用。

(3)二膦酸盐:首先由学者 Plotkin 等报道,使用二膦酸盐(如帕米膦酸二钠,pamidronate)注射可改善 3 岁以下重症成骨不全症患者的预后。每个循环 3 天,共治疗 4～8 个循环,帕米膦酸二钠的总用量为 12.4 mg/kg,经治疗后,骨折率下降。此方法目前国内已经普遍使用,但是并不能完全有效防止骨折的发生。

(4)康复:许多成骨不全症患儿伴有长骨弯曲:如下肢弯曲超过 40°就容易骨折。当出现这种程度的弯曲时应告知患儿父母,患儿发生骨折的危险性较大;当弯曲超过 40°可能需要手术干预。如果成骨不全症患儿出现背痛时,常表现胸、腰椎多处压缩性骨折和(或)脊柱侧弯。治疗包括热疗和对症处理。疼痛明显者可应用药物止痛。

(5)截骨矫形术:有些患儿在儿童时期曾行多处截骨术,以减少骨折发生率和预防下肢弯曲。此类手术目前国内已经在多家儿童专科医院普及,主要针对股骨及胫骨明显弯曲(牧羊拐状表现)。手术方案为股骨或胫骨多段截骨可延长髓内钉内固定术,术中将长骨不同节段予以截断后,使用子母髓内钉串联放置入髓腔内,随着患儿肢体的增长,髓内钉长度也会自行延长,一般患儿在成年前需要接受 1～2 次手术,术后随访发现患儿骨折概率大大降低,基本可与正常儿童相同,手术可改善肢体畸形,大大提高患者生活质量。

扁平足

相信每位家长都听说过"平脚板"或者"扁平脚",这说明这种现象是十分常见的。在医学上我们的专业名词叫做"扁平足"。那么,到底什么是扁平足?扁平足有哪些危害?如果存在扁平足应该怎么办?本文就尝试来解释这些家长们可能存在的问题。

首先,我们"看图说话",先看一张典型的扁平足照片。

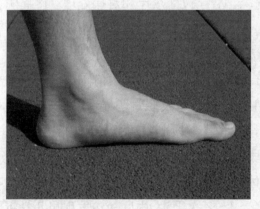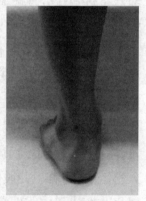

从侧面看,我们可以看到扁平足的足弓消失,整个足的侧面完全着地,失去了类似"拱桥"样的结构,从背面看,可以看到足跟呈外翻的状态,从外侧可以看到 3 个足趾或更多足趾。这就是典型的扁平足的外观表现。

下面,我们就从结构、功能、表现、诊断和治疗等方面详细谈谈扁平足这个病,希望对家长们正确认识和识别扁平足有所帮助。

从生物进化的角度讲,足弓是人类足的重要结构。有了足弓,足部才富有弹性。既可吸收地面对足的冲击力量,又可锁定中足关节,使足变得坚硬,更好地推动人体活动。扁平足指足弓低平或消失,足外翻,站立、行走的时候足弓塌陷的一种畸形。很多扁平足特别是儿童扁平足没有症状,也不需要治疗,只有少部分儿童扁平足可能会逐渐引起整个身体体态的变化,有一部分扁平足可能合并足部骨结构异常,如副舟骨、跗骨融合等。

足弓可分为前后方向的纵弓和内外方向的横弓。足的跗骨,跖骨借韧带、肌腱共同组成的一个凸向上方的弓形结构。纵弓又可分为内侧纵弓和外侧纵弓。内侧纵弓由跟骨、距骨、舟骨、三块楔骨及第1~3跖骨构成。此弓较高,有较大的弹性,故又称弹性足弓,起缓冲震荡的作用。外侧纵弓由跟骨、骰骨及第4、5跖骨构成。此弓较低,弹性较差,主要与维持身体直立姿势有关,故又称支持弓。足横弓由三块楔骨、骰骨及跖骨的后部构成。

足弓的主要功能是使重力从踝关节经距骨向前分散到跖骨,向后传向跟骨,以保证直立时足底支撑的稳固性。当身体跳跃或从高处落下着地时,足弓弹性起着重要的缓冲震荡的作用。在行走,尤其是长途跋涉时,足弓的弹性对身体重力下传和地面反弹力间的节奏有着缓冲作用,同时还有保持足底的血管和神经免受压迫等作用。足弓的维持一是楔骨保证了拱形的砌合,二是韧带的弹性和肌肉收缩,使肌腱紧张,后者是维持足弓的动

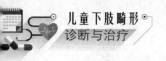

力因素。韧带或肌肉损伤，先天性软组织发育不良或足骨骨折等，均可导致足弓塌陷，形成扁平足。

有研究显示，18个月以下的儿童中，97%都是扁平足。且儿童的扁平足基本都是柔韧性的。如果到10岁，足弓仍没有发育成形，将来成为扁平足的风险就会比较高，这通常与遗传有关，成人扁平足的发生率大约在15%～25%之间。无痛的柔软性扁平足不需要治疗。只要没有症状，都不必进行矫正，更不需要手术。因为似乎不治不会怎样，治了也没什么好处。有学者对通用矫形鞋垫、定制矫形鞋垫以及普通鞋垫进行了随机对照研究，结果显示这几种形式之间没有明显的差别。

扁平足可以是先天的，也可以是后天获得的。大部分儿童及青少年平足是先天性的。成人扁平足可以是儿童扁平足的延续，也可能是其他原因引起，导致足弓塌陷造成的。引起继发性足弓塌陷的原因有很多如关节退变、创伤、糖尿病、类风湿关节炎、神经性病变、肿瘤、胫后肌腱功能不全等。

足弓塌陷可引起足的结构改变：跟腱挛缩，内侧纵弓塌陷后，跟腱作用于踝关节的力矩减小，跟腱的牵拉力不能有效地通过坚硬的足弓传达到前足部，为了推动身体向前，抬起足跟，跟腱需要变得更短、更紧、更有力；中足的松弛，致使中足跗骨关节不能锁定；前足移位，内侧纵弓塌陷后，距骨跖屈，跟骨向后半脱位，跟骨前结节不再支撑距骨头。为了适应这种位置，前足和中足均围绕着距骨向背侧和外侧移位。前足外展，足的外侧柱缩短；胫后肌腱应力加大，易发生胫后肌腱劳损。严重者可有足内侧韧带的损伤；距下关节旋前，跟骨外翻；中足的不稳定使距下关节和距舟关节长时间处于异常位置,久而久之,这些关节发生退变,成为固定性畸形。这样会使踝关节承受更大的应力,最后导致踝关节退变。

其临床表现是:疼痛,通常位于足底内侧,且于长期站立或行走后加剧,且常可以出现进行性加重的现象。偶尔疼痛也可位于踝关节外侧外踝附近。这是由于足弓塌陷造成后足外翻,继而腓骨与跟骨相撞击的结果。肿胀,关节外肿胀,以足舟骨结节处为甚。步态异常,患足疼痛及足弓塌陷可造成跑步甚至行走能力下降,步态异常,如外八字步态。疼痛及异常的步态可对身体的其他关节造成影响,如因患足的过度外翻及内旋,造成膝关节代偿性外翻及髋关节代偿性外旋等,继而可能引发膝、髋、下背等部位的疼痛和关节炎。个别平足的患者可能以下背痛为惟一的症状。严重的平足畸形,可见足踝部其他关节受累,如距下关节和跗横关节的柔韧性降低甚至僵硬。可同时伴发有跖筋膜炎、跗骨窦综合征等。

儿童的扁平足与成人的扁平足相比,有其独特的特点,需要治疗的比例更小,大部分都无需治疗。针对儿童扁平足,可能以下问题是家长们比较关注的。在此进行一些比较详细的解释。

什么是扁平足

正常情况下,足部是有一个足弓存在的,特别是从侧面看的话,会更加明显一些。如果足弓消失,内侧足的中部负重时贴地

的话,称为扁平足。往往出现扁平足的时候,不光是有足弓的塌陷,在前面看的话,前足也会出现外展。有些孩子的家长会发现,走路的时候孩子有些外八字的表现,都可能是这个原因所导致的。另外从后面来看的话,正常情况下足跟应该是一个垂直的状态。当出现扁平足的时候,后足是外翻的状态。所以扁平足不光是足弓消失,还包括前足的外展和后足的外翻。实际是个立体的、三维的变形。通常称为扁平外翻足。

扁平足经常会出现在哪些孩子身上呢

多数情况下,这些孩子可能会有不同程度的关节松弛,全身各个关节柔韧性增加的状态。对于关节松弛的程度,专业医生可以通过关节韧带松弛评分,即 Beighton 评分来进行定量评估,总分 9 分,儿童大于等于 6 分即可判断为关节松弛。Beighton 评分包括:双侧拇指屈曲到前臂为 2 分;双侧小指背伸 90° 为 2 分;双侧肘关节过伸超过 10°,为 2 分;双膝关节过伸超过 10°,为 2 分;双膝伸直双手触地为 1 分;共 9 分。由于韧带较松,所以在用力时,关节容易超过正常角度,肌肉韧带容易受伤;据目前研究的结果表明,全身性韧带松弛症患者出现背痛、落枕或是关节痛的概率大于常人,老年时容易患骨性关节炎;有些人的骨盆腔或是腹部肌肉的支持力会减少造成内脏脱垂;极少数患者在心脏方面有可能合并二尖瓣脱垂;在儿童身上的表现可能是动作发展稍慢,手比较不灵巧,协调性、平衡感差,扁平足等,有些比较明显的会导致膝关节的不稳,髌骨习惯性脱位等。对于这类人群,不需去减少关节活动角度,但是要加强肌肉力量及耐力,来弥补一部分关节在活动时的稳定性。

关节韧带松弛可能会对儿童的生活产生一定的影响,必要时需进行特别的关注,或进行针对性的保护。并不是所有的关节韧带松弛都是病理状态,可能只是个体差异所导致。大多数对生长发育影响不大,可能在特定运动时需要格外关注,比如轮滑运动或者极限运动时,要注意防止并发的损伤,可能更容易出现风险,容易受伤,需要进行更加积极的防护。单纯关节韧带松弛并不代表孩子一定存在疾病状态,可能是某些儿童的体格特点和个体差异。因此家长并不需要特别的担心,最好到专业儿童骨科医生那里进行专业的检查,来鉴别生理性和病理性的关节韧带松弛。

因此检查扁平足时,不光需要检查足部,也需要对全身其他部位及关节进行详细的检查,有可能扁平足只是全身关节韧带松弛的局部表现而已。

什么是平足症

儿童处于发育及生长的阶段,从小到大的足弓是逐步发育完善的。足弓并不是出生之后就有的,而是出生之后逐渐形成的。足弓的发育是一个连续的,阶段性的,漫长的过程,因此不能在幼年时期过早的诊断平足。足弓的发育一般会持续到 10 岁

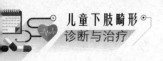

到 12 岁才停止。正常的足弓其组成是相对很复杂的,足弓由足部的骨骼,关节,韧带,筋膜,肌肉等共同组成,其中包括刚性的骨性足弓和弹性的软组织足弓,足弓在行走和运动的不同时期呈现不同的状态。在运动时足弓既起到支撑体重,也起到缓冲应力的作用。

扁平足不等于平足症,只有存在疼痛或其他不适的有症状的扁平足才称为平足症。这些症状主要是疼痛,或者皮肤磨损问题。并不是所有儿童扁平足都会变成平足症而出现症状。对于大部分扁平足来说,并不会变成平足症。只有非常少的一部分扁平足会成为平足症。即使成人后,尽管足弓扁平,但不见得就会出现症状,不会影响正常的生活。在日常生活中,扁平足还是相当常见的,其中有些职业运动员也是扁平足,但并不是平足症的患者。因此家长大可不必过于担心,如果出现平足症,及时到医院就医即可。

扁平足的诊断

如何判断生理性和病理性扁平足

如果扁平足在生活中没有任何症状,不影响日常活动及运动,可以称之为生理性扁平足。相对来说,如果扁平足出现症状,影响生活,即称之为病理性扁平足,即平足症。那么到底要如何判断孩子是生理性还是病理性扁平足呢？有没有一些简单的、在家庭中通过自己观察方法进行自我判断呢？生理性扁平足是发育过程中出现的，10～12岁之前的孩子足弓是低平的，可能是生理性的扁平足或足外翻，同时没有任何的症状。如果孩子有一些其他神经肌肉系统的疾病，比如脑瘫，脊髓脊柱病变，同时有扁平足的表现，或者扁平足伴随疼痛或皮肤磨损等症状，就是病理性扁平足。成人病理性扁平足的成因则更加复杂，由于外伤等各种原因导致胫后肌腱功能不全，足弓逐渐塌陷。生理性和病理性扁平足单纯从外观上可能比较难于鉴别，而从病因上追溯来源的话，则比较容易。单纯从足的外形上其实是难以鉴别的。因此作为专业的医生，要了解儿童整个的身体状态及既往疾病的情况，全面地进行综合分析。

作为家长来说，比较简单的自我观察判断的方法可以有以下几个方面。首先看孩子的年龄，如果年龄小的扁平足，一般不需要特别担心，如果年龄大的扁平足，比如超过10岁，需要考虑扁平足的诊断。其次是观察扁平足是单侧的还是双侧的，如果是双侧对称性的，那么一般是生理性的扁平足，如果是单侧的扁平足，另外一侧足弓是正常的，那么一般是病理性的扁平足，需要进一步检查明确病因。再次是观察孩子的足部关节是柔软的还是僵硬的，如果是柔软的，一般问题不大，如果关节比较僵硬，则需要更加地重视。最后，需要特别加以关注的是孩子是不是有疼痛，以及疼痛的具体部位，是不是跟运动相关等，这十分有助于判断生理性或者病理性的扁平足。以上只是大概的一个判断方法，实际上的判断要更加复杂，需要专业的经验丰富的医生

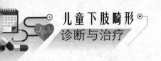
进行详细检查后才能做出最后判断。

扁平足有哪些危害

正常情况下,足弓有一定的刚性,同时有一定的柔韧性,才能成为合格的缓冲器。类似于机器上的减震器作用。在运动和生活中,通过足弓的承重和缓冲作用,避免骨骼和关节之间硬性接触,从而保护身体的各个骨骼和关节。正常足弓行使功能,主要是距下关节的作用,正常的距下关节在运动时通过关节位置的改变,来起到缓冲减震的作用。当足弓塌陷时,距下关节呈外翻的状态,足部的肌肉和肌腱筋膜等组织在运动时更加容易疲劳,其张力负荷较正常时增加。因此扁平足时,走路或运动需要更费力一些,更加容易使人疲劳,对于耐力运动的适应性出现下降,不能长时间走路或持久站立。日积月累可能足部就出现疼痛等症状。足弓塌陷容易肌肉疲劳,而肌肉疲劳后足弓则进一步塌陷,形成恶性循环,症状逐渐加重。这是平足症的特点。患有平足症的孩子,可能会出现容易疲劳,耐久力下降,跳不高,跑不快,跑不久,足部疼痛等表现,这些都是平足症对孩子的具体危害。

从扁平足到平足症是一个逐渐发展的过程,在这个过程中,如果通过专业的医师,及时的检查和干预,完全可以打断这个过程,避免造成更大的危害。

扁平足的临床表现

哪些扁平足必须到医院就诊

家长可能很关注的一个问题是，我的孩子自我判断是扁平足，但哪些扁平足是必须要到医院就诊的呢？哪些可以观察一段时间再说呢？就像前面讲的那样，一般来讲，发现单侧扁平足需要立即到医院就诊，生理性的扁平足往往是双侧对称的。如果出现双侧不对称的扁平足，需要排除病理性扁平足。另外还有一些特殊的表现，比如过度的扁平足、夸张的扁平足、严重畸形的扁平足，以及平时不常见的、甚至足弓的地方向外凸起，呈摇椅样的表现，那就要立即引起高度重视，马上到医院就诊，这可能是先天性发育畸形，不是单纯的扁平足，而是垂直距骨或斜形距骨。我们说，扁平足伴有前足的外翻，如果前足出现内翻或者内收，与常见的扁平外翻足相反的表现，也需要及时就诊。最后也是最常见的，是扁平足伴有疼痛的表现，也需要及时就诊，寻求专业的帮助。通过专业的体检和辅助检查，比如 X 线、CT、核磁共振检查等，排除有没有合并其他问题，比如副舟骨、跗骨融合等。有时疼痛并不是由扁平足引起的，而是其他原因引起的同时伴有扁平足，这个时候更需要专业的医生才能够分辨清楚。

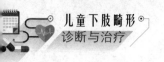
虽然很多扁平足在家长看来都是差不多的样子,但对专业的医生来讲,还是存在很大差别的。其背后的原因可能是多种多样的,因此还是要专业的医生的详细检查才能够确诊。

如何鉴别柔软性和僵硬性扁平足

柔软性扁平足和僵硬性扁平足的长期发展结果是不同的。需要进一步判断。柔软性扁平足一般很少出现症状,而僵硬性扁平足常常会进展为有症状的平足症。

柔软性扁平足在站立时,足弓是低平的,当抬起足部免负重时,足弓会自然出现。这种情况往往说明足部的韧带筋膜是比较柔软的,还没有形成足弓固定的形态。另外临床上也有其他检查方法来确定柔软性扁平足,比如蹈趾抬高试验,在负重状态下抬高蹈趾,如果足弓逐渐出现,说明是柔软性的扁平足。另外足跟抬高试验,站立时足跟外翻,足跟抬高时足跟外翻消失,也说明是柔软性的扁平足。

僵硬性的扁平足正好相反。足弓无论站立和自然状态下都不出现。蹈趾抬高试验,在负重状态下抬高蹈趾,如果足弓不出现,说明是僵硬性的扁平足。另外足跟抬高试验,站立时足跟外翻,足跟抬高时足跟外翻不消失或者仅消失一部分,也说明是僵硬性的扁平足。

通过以上简单的方法,基本可以区分柔软性扁平足和僵硬性扁平足,当然专业的医生还需要通过 X 线检查、木块试验等辅助检查才能进一步明确。柔软性僵硬性扁平足以及生理性病理性扁平足之间，并不能简单地画等号，有些扁平足在生长发育过程中是可能互相转换的，这些通过医生的检查，都可以得到正确的判断。

扁平足的预防

儿童扁平足有哪些注意事项

有扁平足的儿童，在日常生活中需要注意哪些问题呢？特别是无症状的儿童。比如日常穿鞋时，这些孩子通常有关节韧带松弛的表现，足部外翻，可以穿一些相对鞋帮较高较硬的鞋子，来辅助足部的肌肉和韧带支撑，对关节起到保护的作用，避免运动中出现损伤的风险。拿到一双新鞋时，可以尝试轻轻地弯曲或按压它们，检测它们的性能。脚尖的部分弯曲是好的，但是中间足弓的部分需要足够坚固；另外还需要检查外鞋底，选择较硬的鞋子，控制足部的内旋。选择鞋底较硬的鞋，以防跟骨的旋转，我们可以通过推动鞋子的后部来测试脚后跟是否固定，如果它没有弯曲的话，那么就比较合适。扁平足的儿童一般不限制运动的类型，但在对一些要求弹跳力较高的运动时，可能会比较容易疲劳。一些特定的运动，比如游泳，可能更适合这样的孩子。总之适合孩子的才是最重要的，这需要慢慢地摸索才能最

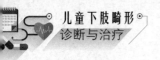
后确定。

有哪些锻炼足弓的方法

　　有些扁平足的儿童,可能会出现跟腱过紧的情况。这时就需要进行跟腱的拉伸训练,通过牵拉跟腱,增加跟腱的弹性,减少出现症状的概率。这种锻炼既可以在家里进行,也可以在康复机构进行。足弓的维持,不但有骨性的结构,另外肌腱韧带等也非常重要。通过锻炼足部及下肢肌肉的力量,也可以起到锻炼足弓的效果,特别是锻炼胫后肌腱的力量。这种锻炼可以让家长进行辅助,或者通过弹力带等进行辅助,当然最好在康复机构内进行。另外经常在家中进行踮脚尖的运动,也可以锻炼足底的肌肉力量,起到锻炼足弓的效果,这种锻炼更加简单易行。提升后跟,保持足尖站立约 5 秒,每天重复 20 次。好处是锻炼小腿及脚掌肌肉,有助足弓发展,强化小腿肌肉。抓趾运动,利用脚趾拾物件,如毛巾等,持续 5 秒,每天重复 20 次。好处是透过抓力运动可增强脚底肌力。足底按摩球训练是将按摩球放于足部下方,然后把球从脚趾底部向下滚动到足弓和脚跟,每侧脚向下滚动约 3～5 分钟。

　　以上这些锻炼方法,通常不会有立竿见影的效果,肌肉力量的锻炼是一个长期的过程,必须持之以恒地进行。通过锻炼不但可以改善足弓的形态,对于儿童的精神意志品质也是一个很好的养成训练。当然如果条件允许,能通过专业的康复机构来进行这方面的训练就更好了。

哪些扁平足需要足弓垫的治疗

不是所有的扁平足都需要治疗,大部分的扁平足其实是不需要治疗的。如果需要治疗,对于扁平足的儿童来说,足弓垫是一个相当好的治疗选择,因为足弓垫是穿在鞋子里面的,外面看不出来,对生活也没有很大的影响,同时对儿童的心理也不会产生很大的影响。足弓的形成是一个生理过程,足弓垫并不会促进足弓的形成,而是起到在生活中支撑足弓的作用。对于一些运动后容易足部疲劳的儿童来说,足弓垫能够起到帮助支撑足弓的作用,具有积极的意义。当穿戴上足弓垫以后,足弓被动塑形,在站立时矫正了后足的外翻,同时足弓垫有一定的弹性,在运动时会更省力。减轻了走路或者运动时不舒服的感觉。

虽然柔软性扁平足和僵硬性扁平足在外观上看起来是差不多的,但本质上是有很大差别的。足弓垫主要适用于柔软性扁平足的儿童,如果是僵硬性的扁平足则不适合,可能会适得其反。因为僵硬性扁平足本身足的内侧负重已经增加,足弓垫强力垫高足弓后,会加重内侧的负担,加重症状。所以并不是所有的扁平足孩子都适合穿戴足弓垫,需要家长更加理性的选择,最好是听从专业医生的意见。

哪些扁平足需要手术治疗

　　扁平足虽然数量很多,但真正需要进行手术治疗的是相当少见的,比例非常小。往往需要有明显的症状或者合并其他的问题才需要考虑手术。最明显的症状是疼痛,疼痛但是柔软性的扁平足,通常应用足弓垫等保守治疗,一般也不需要手术。只有保守治疗无效时,才考虑手术治疗。僵硬性的扁平足也不是都需要做手术,主要看症状,如果疼痛明显才会考虑手术治疗,当然在手术治疗之前,还是要尝试进行保守治疗,无效时再手术。另外要注意检查扁平足是否合并有副舟骨或者跗骨融合的情况,这类患者可能需要手术治疗的比例会大一些,但也不是每一例都需要做手术,仍然有一部分可以通过保守治疗达到症状消失的效果。再有一些扁平足合并神经肌肉系统的病变,这类患者通常是需要手术干预的。另外儿童的年龄也是考虑手术治疗的重要因素,一般手术年龄是青少年儿童,年龄过小的孩子通常还是保守治疗。

扁平足有哪些手术方法？效果如何

　　扁平足的手术目的是针对症状进行治疗,不是为了单纯改变扁平足的外观。长远来看功能远比外观更加重要。扁平足的足弓塌陷不但有骨性问题,也有软组织的问题,肌力不平衡的问题,手术时需要综合进行判断和评估,所以并不存在一个单一的手术公式来进行简单的套用。手术通常包括骨性的截骨矫形手术和软组织肌力重建平衡手术。有时还需要金属内固定物的植入,比如距下关节制动术等。如果扁平足伴有副舟骨或者跗骨融合等其他问题,还需要针对性的进行副舟骨的切除和跗骨融合的切除等手术。骨性手术目前采用较多的是外侧柱延长术,即通过手术延长足的外侧柱的骨性部分,植入自体或异体骨组织,同时加以钢板或钢针的内固定,人为的改变骨性排列的方式,重建正常的足弓结构。外侧柱延长术常需要同时行软组织的手术,重建肌力的平衡状态,维持最终的治疗效果。对于严重的扁平足,甚至需要进行关节融合术才能最终解决问题。这需要专业的经验丰富的医生才行。单纯为了改变外观或者美容效果进行手术的话是不合适的。手术治疗要注意因人而异,个体化治疗。手术后还要结合康复锻炼等手段。通过手术治疗完全可以得到一个外观和功能正常的足。

出现扁平足的问题在一定范围内被认为是正常的,如果扁平足限制了我们行走、跑步或从事体力活动的能力,那么就需要找出根源以及解决方案。向医生咨询非手术疗法减轻疼痛,恢复足部正常功能。如果有疼痛的症状,或者想确定自己扁平足的确切原因或类型,那么需要咨询医生,选择康复方案,严重的话根据实际情况确定是否需要手术。

国内的儿童足踝外科专业正在逐渐发展和完善之中,以前儿童足踝外科疾病通常由成人足踝外科或者儿童普通骨科来处

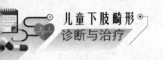
理,造成相当程度的漏诊和误诊。特别是对于儿童扁平足的治疗,有很多孩子接受了不恰当的治疗,或者根本不需要治疗的孩子接受了长时间的保守或手术治疗,造成孩子日常生活的不适,也给孩子造成了不小的心理创伤,同时也造成了经济上的浪费。目前,全国许多儿童医院的小儿骨科都成立了儿童足踝外科专业,在治疗儿童扁平足等足踝外科疾病时更加专业和严谨,这也为更多的孩子带来了福音,使他们能够更加健康茁壮的成长。

先天性马蹄内翻足(CTEV)

什么是先天性马蹄内翻足

先天性马蹄内翻足(congenital talipes equino varus, CTEV)是常见的儿童足部畸形之一,发病率为 1‰~4‰,累及小腿、踝关节、足呈三维畸形的一种先天性疾病,主要特征为踝关节马蹄形和前足内收、后足内翻及足跟跖屈(见图 1)。CTEV 可单侧发病,也可双侧发病,双侧较单侧多发,其中右脚多见。男女发病率为 2∶1。主要分为先天畸形和后天性内翻两种。马蹄内翻足的形成主要由于足部肌力不平衡所致,肌肉的不平衡久之形成骨关节畸形,在畸形的基础上负重造成畸形更加严重。

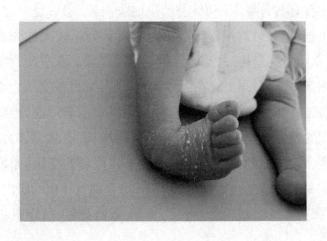

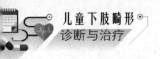

先天性马蹄内翻足的病因是什么

先天性马蹄内翻畸形病因迄今不清,目前研究多认为是多种因素共同作用的结果,并非单个因素造成,其与遗传基因HOX基因相关,该基因的缺陷或表达异常会导致四肢发育异常。多数学者认为该畸形为胚胎发育早期受内、外因素的影响导致发育异常或肌肉发育不平衡所致,也可能与胎儿足在母体子宫内位置不正有关。目前,尚未明确先天性马蹄内翻足畸形发病的具体机制。

先天性马蹄内翻足的临床表现是什么

主要有四大临床征象:①前足内收内旋;②后足内翻;③踝关节下垂;④胫骨内旋。多数研究学者认为病变大都先表现在跗骨,以距骨的变化最为明显,继而导致畸形。久之使软组织产生挛缩,随之畸形固定。在继续发育过程中,骨在受压力小的部位发育旺盛,而在受压力大处则发育受阻,逐渐形成骨性畸形。软组织的变化均是继发的,随着年龄的增长,皮肤、肌肉、韧带、关节囊、血管、神经等组织相继出现不同程度的变化,如足内侧软组织深部诸多韧带有挛缩或短缩;足背部及外侧的肌肉、韧带松弛;踝关节及距跟关节后侧关节囊、跟腓韧带、后距腓韧带及小腿三头肌发生短缩或挛缩;足底部距跟间韧带、跖腱膜、外展姆肌、屈趾短肌及小趾外展肌也随之发生挛缩,最终导致马蹄样畸形。

先天性马蹄内翻足的 X 线表现是什么

正位 X 线片:距跟角(距骨轴与跟骨轴的相交角)<30°。距骨纵轴与跖骨纵轴的相交角为 0°~20°。综合上述两角度测量结果对诊断有一定帮助。侧位 X 线片示距骨纵轴与跟骨跖面切线所成相交角<30°,否则有足下垂。

先天性马蹄内翻足的分型有几种

生后即能看到足部畸形,通常诊断并不困难。先天性马蹄内翻足一般可分为僵硬型(内因型)和松软型(外因型)。

僵硬型:畸形严重的一类。简单讲,畸形僵硬,很难手法矫正。踝与距下关节跖屈畸形明显,可从足背侧皮下摸到突出的距骨头。足跟骨发育变小,乍看似无足跟而呈棒形,故又称棒形足。跟腱挛缩严重。从后方看,跟骨内翻。前足也有内收内翻,舟骨位于足内侧深处,靠近距骨头,骰骨突向足外侧,足内侧凹下,踝内侧和足跟内侧皮纹增多,而足外侧及背侧皮肤拉紧变薄。患儿站立困难,走路慢,跛行,扶持站立时可见足外侧或足

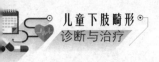

背着地负重。年龄稍长,跛行明显,软组织与关节僵硬,足小,小腿细,肌萎缩明显,但感觉功能正常。长期负重后足背外侧可出现增厚的滑囊和胼胝,少数发生溃疡。

松软型:畸形较轻,足跟大小接近正常,踝及足背外侧有轻度皮肤皱褶,小腿肌肉萎缩变细不明显。最大的特点是在被动背伸外翻时可以矫正马蹄内翻畸形,能使患足达到或接近中立位,容易矫正,疗效易巩固,不易复发,预后好。

先天性马蹄内翻足如何检查

根据临床表现均能明确诊断,出生后及发现或产检已发现,病史很重要。一般不需依据 X 线检查确诊。但对于判断马蹄内翻足畸形程度和对治疗疗效的客观评价,X 线摄片是不可缺少的。正常新生儿足部 X 线片可见跟、距和骰骨的化骨中心。马蹄内翻足的患儿足部诸骨的骨化中心均出现较晚。足舟骨在 3 岁后才出现。而跖骨骨干生后骨化良好。

先天性马蹄内翻足的诊断依据是什么

1. 婴儿出生后即有一侧或双侧足部跖屈内翻畸形。

2. 足前部内收内翻,距骨跖屈,跟骨跖屈内翻,跟腱、跖筋膜挛缩;前足变宽,足跟变窄圣,足弓高,足外缘凸起;外踝偏前突出,内踝偏后且不明显。

3. 站立时足外缘负重,严重时足背外侧负重,负重区产生滑囊及胼胝。

4. 单侧畸形,走路跛行;双侧畸形,走路摇摆。

5. X线摄片显示距骨与第一跖骨纵轴和跟骨与第4、5跖骨纵轴不平行而形成夹角;距骨与跟骨纵轴夹角小于30°(正常为30°～35°)。

先天性马蹄内翻足的诊断还要与哪些疾病鉴别

1. 新生儿足内翻

新生儿足内翻与先天性马蹄足外观相似,多数为一侧足呈马蹄内翻但足内侧不紧,足可以背伸触及胫骨前面,经手法治疗1～2个月可完全正常。

2. 神经源性马蹄足

神经改变引起的马蹄足,随儿童发育畸形逐渐变得明显,应注意肠道和膀胱功能有无改变,足外侧有无麻木区,特别注意腰骶部小凹或窦道及皮肤的色素改变,必要时应行MRI检查确定是否存在脊髓栓系。肌电图及神经传导功能检查对了解神经损伤有帮助。

3. 脊髓灰质炎后遗马蹄足

出生时足部外观无畸形,发病年龄多在6个月以上,有发热史,单侧多见,伴有腓骨长短肌瘫痪,早期无固定畸形,大小便正

常,可有其他肌肉瘫痪。

4. 脑瘫后马蹄足

围产期或生后有缺氧史,大多于出生后就发现异常,马蹄足畸形随生长逐渐明显,但在睡眠中可消失或减轻,一经刺激畸形更明显。马蹄为主,内翻少,无内收,畸形多为双侧性或同侧上下肢,双下肢交叉步态,下肢肌痉挛明显,常伴有智力减退。

5. 多关节挛缩症

马蹄足呈双侧性,足畸形为全身多个关节畸形的一部分,全身大多数肌肉萎缩、变硬,脂肪相对增加,马蹄足僵硬不易矫正,髋、膝关节常受累。全身多个关节畸形的一部分,全身大多数肌肉萎缩、变硬,脂肪相对增加,马蹄足僵硬不易矫正,髋、膝关节常受累。

先天性马蹄内翻足的治疗方法有哪些

先天性马蹄内翻足应根据患儿年龄、畸形程度选择规范治疗方法。

1. 早期非手术保守治疗

(1) Ponseti 矫形方法:Ponseti 方法是目前世界卫生组织(WHO)推荐的先天性马蹄内翻足的治疗技术。目前已经得到全世界的肯定,具体治疗方法如下:

1) 手法按摩、石膏固定(Ponseti 石膏固定):适用于 1 岁以内患儿,将畸形的组成部分按一定程序逐个予以矫正,然后用石膏管型固定(通常门诊固定 4～6 次)。

2) 跟腱松解术:石膏固定达到足部外展 75°以上时可进行跟腱松解手术,术后石膏固定 3 周,3 周后拆除石膏,同时更换矫形鞋。

3) 矫形鞋治疗:术后佩戴 Dennis-Brown 矫形鞋进一步治疗,通常到 4 岁。

(2) 法国按摩技术:新生儿应立即手法治疗,操作时屈膝 90°,一手握住足跟,另一只手推前半足向外展,矫正前足内收,其次握住足跟进行外翻,最后抬手掌拖住足底进行背伸,矫正马蹄,每日多次手法矫正直至畸形矫正。

2. 手术治疗

对于错过非手术矫形时机的患儿或矫形后由于未按照医嘱要求佩戴矫形支具造成畸形复发的患儿,则根据其不同的情况进行相应的对症手术治疗:马蹄内翻足的手术必须结合患儿年龄和畸形程度,可分为三大类:软组织松解术、肌腱转移术、骨性手术。

(1) 广泛软组织松解术:手术方法包括 Turco、Mckay、Carroll 等方法,是针对足踝挛缩的软组织进行松解,恢复跗骨间正常解剖结构。

(2) 跟腱延长术:对于错过跟腱松解手术年龄的患儿(一般 2～3 岁)需要将松解跟腱,使跟骨下落要进行跟腱延长术,手术术后需要石膏固定 6 周。

(3) 胫前肌外移术:适用于马蹄足早期轻度复发,或治疗后残留前足内收畸形的儿童。

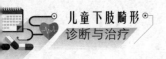
（4）外固定支架：对于大龄僵硬性马蹄内翻足患儿（一般5岁以上），足部骨骼已经骨化，单纯通过软组织无法矫正畸形，可使用外固定支架技术，术后需要定期调节支架，外观基本满意，但会残留足踝关节僵硬。

（5）足部截骨矫形术：有很多手术方式，一般患儿年龄大于5岁，根据其畸形情况选择不同部位的截骨，可与外固定支架联合矫正马蹄内翻畸形。

（6）三关节融合术：适应证为10岁以上儿童；合并距骨内收、后足内翻、跖屈三种畸形；可以考虑行此手术。对于年龄超过12岁的青少年患者，可行距跟、距舟、跟骰关节三关节融合术。为减少截骨量保留足的长度，可先行跖腱膜松解及跟腱延长术以使畸形获得部分矫正。三关节融合术后由于灵活性差，步行压力集中于踝关节，容易导致踝关节炎，产生疼痛、步行障碍等。所以对年龄大的马蹄内翻足患者，可采用跟骨截骨矫正跟骨内翻联合跗骨前侧楔形截骨（Cole法）矫正跟骨内翻及前足内收和高弓，同时做肌腱移位术调整肌力不平衡，这样不仅可以达到矫正畸形的满意疗效，也可以保证足关节的最大活动度，避免后期的一系列并发症。

如何预防先天性马蹄内翻足

马蹄内翻足是具有遗传性的，所以很多家长都比较关注能否预防，虽然是具有遗传性，但是目前对马蹄内翻足遗传相关性畸形还没有能够准确的基因定位，不知道是哪个基因导致的畸形发生，还无法做到完全的预防，怀孕以后产检发现孩子有马蹄内翻足畸形，出生后治疗效果是非常好的。

马蹄足内翻并不可怕。在产检过程中即可发现，这个时候年轻的父母一般都会很焦虑和纠结，肚子里的孩子能不能留下，还是做人流打掉；往往会来儿骨科门诊咨询医师，在此我们可以很负责的说，如果产检仅发现孩子有马蹄内翻畸形，除外其他合并的复杂畸形，可以让孩子生下来后早期接受规范的治疗，将会得到很好的疗效。婴儿出生后父母仔细观察即可以发现，可分为柔软型和僵硬型二种类型，前者大部分可通过手法整复矫正治疗，新生儿出生一周后就可进行推拿治疗，后者则常需手术治疗。无论是保守治疗还是手术治疗，早发现早治疗效果最好，不但可恢复足的正常形态，而且能恢复足踝功能，减少后遗症，能正常负重和健康行走。

马蹄内翻足的日常保健

马蹄足因病因复杂，有复发的可能，手术治疗应考虑到肢体的发育生长因素，治疗需要兼顾序贯性及长期性，指导孩子树立自信心，恢复健康，可以像正常孩子一样自由奔跑。诊断明确后，早期发现，早期治疗，在专科医生指导下积极被动康复，及佩戴支具治疗，手法矫正、佩戴支具再配合功能锻炼才能达到比较好的治疗效果。随访直至成年，防止复发导致严重畸形。

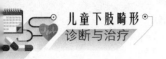

在早期石膏矫形过程中,石膏的护理,包括观察石膏固定后足趾的颜色,如果发暗或发紫,需要及时前往医院更换石膏。注意观察患儿反应,如有哭吵,家长应该先排除哭吵原因(如饥饿、闹睡、大小便等),在排除各种原因后,孩子仍旧哭吵不止,应及时就诊,由专业医生来检查是否石膏内皮肤受压或皮疹。家长需要做好孩子的生活护理,防止大小便污染石膏。定期检查石膏周围皮肤,防止皮肤被石膏磨损;检查石膏有无松动,若出现足趾回缩,应立即去医院更换石膏,避免影响治疗效果。石膏拆除后,马上检查皮肤的完整性(如足跟、足踝等),用温水清洗干净,动作要轻柔,然后给予患肢的手法按摩 20 分钟,并活动髋、膝、踝关节各 20 次,为接下来再次石膏固定做好准备工作。

在系列石膏矫形马蹄畸形纠正后,就是马蹄支具的使用,这种支具叫做 Dennis-Brown 支具,医生或者矫形器师会教给家长如何正确地穿戴支具。穿支具前查看孩子的皮肤,穿时先将孩子的足跟放到支具中,其次把足放好位置,然后合上内鞋袢再系其他的外鞋袢,先穿畸形较为严重的一只脚,再穿另一只脚,保证足跟在支具中的位置正确。随时注意观察患儿反应,如有哭吵,应该先排除哭吵原因(如饥饿、闹睡、皮肤等),若排除后仍旧哭吵不止抗拒支具,则可能是因为刚开始穿足外展支具不习惯,家长必须鼓励和引导孩子坚持穿着支具,不能断断续续穿着支具,否则会影响效果的。最初的 3 个月里穿戴支具 23 小时,然后只是在晚上和午睡的时候穿戴支具,之后只是晚上穿戴,支具一直穿到患者 4~5 岁。支具的患侧设置在外旋 60~70°位;健侧设置在外旋 30~40°位。支具的连杆未设置在与患者双肩同宽的宽度。佩戴过程中,防止支具脱落。家长应定期检查支具的横杆和螺钉,杆的长度是两个鞋跟之间的距离,基本与孩子的肩宽一致,若支具横杆的弯度被破坏了,则必须把横杆弯回原来正确的位置,否则会影响矫正的效果。

处于发育期的孩子,充足的运动,才能促进肢体的发育,患有马蹄的孩子在治疗后,足部功能恢复正常,更需要鼓励孩子参加社区及集体活动,有针对性的足部运动训练。

饮食,处于生长发育期的孩子,营养均衡很重要,多吃天然食物,充足睡眠,有助于宝宝生长发育。

最后,定期前往专科医生随访复查,防止复发而延误治疗。

总之,马蹄足畸形目前治疗方案规范而成熟,效果满意,家长及时发现,早期治疗,孩子就会恢复健康,正常奔跑,从而不输在起跑线上。

高弓足

高弓足症状和危害

高弓足顾名思义指的是侧面观足弓高企，在行走或者负重过程中过程失去弹性，不能相对变平，从而不能完成正常站立和行走功能。

它主要表现为内侧纵弓较正常足高、足底与地面接触面积减少以及足缓冲功能降低等特点。其接触面积较少，足底跟部和前足所受压力高于正常足，从而增加了后足和前足足部损伤概率，由于高弓足足弓弹性功能降低，导致膝关节半月板和椎间盘冲击力增大，增加膝关节、下肢关节和脊柱关节软组织损伤和疼痛概率。

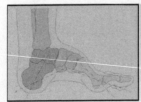 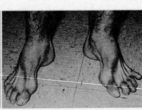 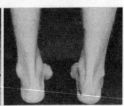

骨性特点　　　　　　内侧弓高　　　　　　后跟内翻

高弓足的病因

发病原因复杂,大部分是神经肌肉性疾病,致使足弓降低的动力性因素如胫前肌或小腿三头肌肌力减弱,以及足跖侧内在肌挛缩,从而造成足纵弓增高。高弓足形成原因可分为以下四点:1.遗传因数;2.神经系统病患;3.变形外伤高弓足;4.穿不合适的鞋。

高弓足容易出现的足部问题

经过足底压力测试显示,高弓足、扁平足的足部压力转移异常,就会容易造成拇趾外翻、脚底长茧、足部酸痛、脚踝易扭伤等状况。

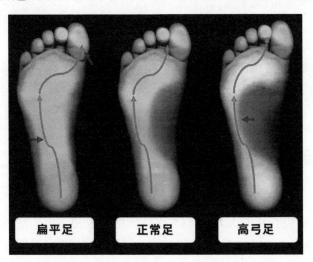

扁平足　　　正常足　　　高弓足

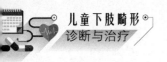
高弓足因前足、后足直接撞击地面,易有足底筋膜炎、前足疼痛、前足肌腱炎等问题。这样就容易有 O 型腿,鞋底外侧磨损较多,站久了腰会容易酸痛,会影响腿型。而 X 型腿的出现通常是扁平足。

高弓足的常见症状

足踝外侧常扭到—外侧韧带因高足弓,长期被拉长,一站不稳就容易扭伤。

易脚酸,无法长时间行走:小腿外侧、大腿外侧都因高足弓而变得长期紧绷。

爪状趾:足部长期张力不平衡,不稳定,导致趾关节变形。

长短脚:如果足弓不对称,高脚弓通常是两边较短的那一脚。

O 型腿:大腿小腿外侧紧绷,长期就会变成 O 型腿。

腰酸背痛、肩颈酸痛—高足弓长期影响下肢筋膜,而引起骨盆后倾,颈椎偏直。

高弓足检查和判断

体格检查可见足内侧纵弓较高,足弓长度变短,足底距骨头明显突出、出现胼胝、有压痛。X 线检查可拍摄站立位足侧位片,正常情况下足距骨与第一跖骨的纵轴线是在一条线上,在高弓足时则两者成角。

　　临床上可以借助静动态足底压力设备检查静态时和动态时足底压力状态,通过三维步态分析设备检查足部及下肢各关节运动状态以及通过足部三维扫描仪获得足底三维形状,并结合手法检查足部及下肢躯干运动活动范围以及骨性结构和软组织医学手段检查,进行全方位检查与评估。

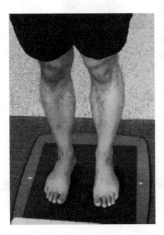
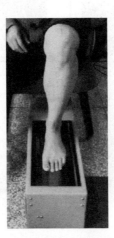
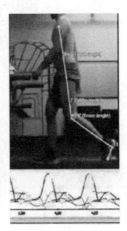

足底压力测量板　　　　　足三维扫描仪　　　　　步态分析仪

高弓足的治疗方案

非手术治疗

　　早期轻型高弓足可采取被动牵拉足底挛缩的跖筋膜、短缩的足底内在肌。为缓解跖骨头受压,使体重呈均匀性分布,需要

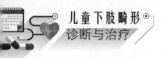

通过检测设备测量足部数据,根据数据设计定制一双符合自身的专业矫形鞋垫,调整足部受力分析,减轻症状,矫正高弓足畸形,防止畸形加重。

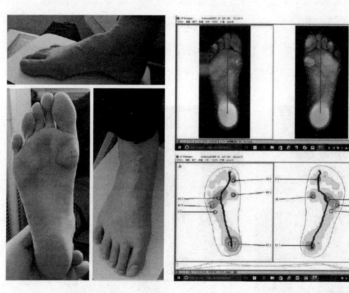

体表检查　　　　　　　　　　足底三维扫描和压力测试

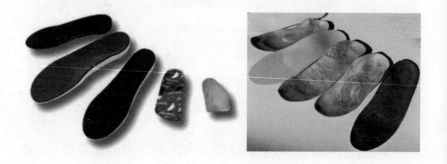

手术方案

大多数高弓足患者需要手术治疗,但具体的治疗方案则因人而异。对于前后足柔韧性均良好的年轻患者(8~12岁),跖筋膜松解联合胫后肌腱移位即可较好地纠正畸形。对于足下垂存在跖屈受限的患者则需行跟腱延长术。胫后肌腱移位可以避免术后内翻及前足旋后复发;腓骨长肌移位,主要用于矫正腓骨长肌代偿强大造成的第一跖骨跖屈和继发性后足内翻畸形。

先天性垂直距骨

什么是先天性垂直距骨呢

　　先天性垂直距骨(congenital vertical talus，CVT)是一种罕见的先天性距舟关节脱位,偶尔有跟骰关节向背侧脱位,伴随踝关节极端的僵硬性跖曲、距下关节外翻和中足相对于后足固定背伸畸形,又称"摇椅足",如图1。

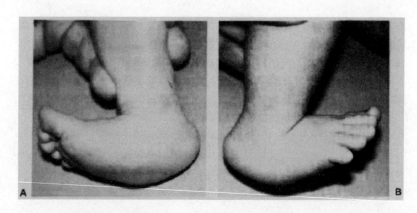

注:图1,婴儿垂直距骨外观。A:内侧观;B:外侧观。

先天性垂直距骨还有哪些方面的特征呢

其发生率为万分之一,男孩往往比女孩容易患病。约一半的患儿一只脚出现畸形,一半的患儿常同时存在神经肌肉病变和相关遗传性疾病。

先天性垂直距骨的病因是什么呢

对于先天性垂直距骨,病因方面目前国内外研究仍不明确。可能有多种病因。有证据表明,单纯一只脚出现畸形的一些病例是常染色体显性遗传不全外显,也就是说只有男孩才会出现患病,女孩子都不会出现的。有一些患有神经管缺陷的小朋友,如脊髓脊膜膨出、骶骨发育不良和脊髓纵裂,因为神经调节引起肌肉力量的不平衡也可能导致患儿出现症状。因此,对于先天性垂直距骨患儿应进行全面的神经肌肉系统检查,包括脑神经轴的 MRI 检查,即脑部 MRI 检查。目前也有理论认为,增强宫腔内压力及由此产生的肌腱挛缩,或者妊娠 7~12 周的胎儿发育过程肢体发育受到抑制也会导致患儿患病。有研究者对一罹患先天性垂直距骨家族调查发现,HOXD10 基因突变可能导致先天性垂直距骨的发生。有学者提出 HOXD10 基因突变虽与先天性垂直距骨有关,但不是其主要病因。还有相关研究发现,单

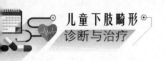

发 CVT 患者的软骨源性形态发生蛋白(CDMP)-1 基因突变可能与先天性垂直距骨的发生有关。

先天性垂直距骨都有哪些表现呢

男孩往往比女孩容易患病,约 50％患者是两只脚都患病。典型的先天性垂直距骨患者在出生时即发现有明显的摇椅样畸形并伴有足部疼痛,即足底内侧圆形凸起,凸起的顶部可触及硬的骨头,也就是我们所说的距骨头,详见前面图 1。前足呈背伸外展位,从大人的视角出发的话,能明显看到小朋友患病的脚前 1/3 部分一直翘着,放不下去。跟腱挛缩使得患足跟部呈马蹄样畸形。站立时患足明显外翻。患儿行走时以足心着地,足心部位有较厚的胼胝,意思是足底有一层厚厚的老茧。随年龄增长和慢慢开始走路,脚的其他骨头将发生适应性的变化,即前足严重外翻外旋,腓骨肌腱和胫前肌腱紧张,也就是我们前面图 1 所展示的外观。脚的踝关节和距下关节活动明显受限,意思是患儿脚踝活动很差,这也让患者行走时看起来笨笨的,比起正常的小朋友感觉行走没有那么利索。后期随着症状的加重,患者大多不能下地行走。

先天性垂直距骨内部到底长什么样呢

先天性垂直距骨的病理解剖显示:①骨性结构:舟状骨移位

至距骨头之上,两者的关节面向背外侧移位。距骨头突向足跖侧呈垂直位,使足底凸出,纵弓消失。载距突发育不全,不能支撑距骨头。跟骨在足底向后外侧移位,并紧靠腓骨远端。②关节:踝关节和距下关节的后侧关节囊挛缩,距下关节的前关节面缺如,中关节面发育不良,后关节面向外倾斜,跟骰关节不同程度地向背外侧半脱位。③韧带:足跖侧及内侧跟舟韧带松弛和减弱,三角韧带浅层的胫舟部分明显短缩,足背侧及距舟、跟骰、距跟骨间的韧带挛缩严重。④肌肉:小腿三头肌、胫前肌、趾长伸肌、腓骨长短肌均挛缩。胫骨后肌和腓骨长短肌移向踝前方,起加强足背伸的作用。

怀疑先天性垂直距骨畸形, 去医院需要做哪些检查呢

　　婴儿阶段怀疑先天性垂直距骨,进行拍片时,足前后位和侧位影像学图应采用卧位,意思就是躺着拍片。对于较大的孩子,应采取站立位,即站着拍片。出生时患儿足部许多骨头还没有出现,单纯使用普通影像学诊断先天性垂直距骨很困难。因为距骨、胫骨、跟骨和跖骨出生时拍片时就出现了,骰骨也在出生后1个月骨化,而楔状骨和舟状骨通常分别在2周岁和3周岁骨化。由于大多数先天性垂直距骨患者在刚出生时就被发现,影像学评估注重骨化的距骨和跟骨与胫骨之间的关系,以及距骨与后足之间的关系。被动跖屈和被动背屈的X线侧面平片是明

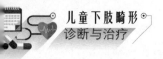

确先天性垂直距骨的诊断和排除斜形距骨和跟骨外翻的必要措施。垂直距骨足的被动跖屈 X 线侧面平片显示了距骨长轴以及第一跖骨的连续错乱排列,而被动背屈 X 线侧面平片展示了胫跟角度的持续下降,如图 2:

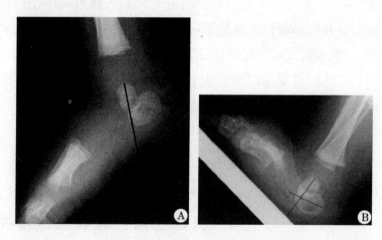

注:图 2,A:侧面跖屈,后足上前足的持续背侧平移;B:侧面背屈,距骨和跟骨的持续跖屈。

先天性垂直距骨在 X 线片上有特征性表现:①前后位片可见距跟角明显增大,前足呈外展位。如舟骨出现骨化中心,则可见其移位至距骨颈的背侧。②侧位片可见足底反凸,距骨垂直,其纵轴与胫骨平行。距骨颈延长变形,舟骨移位至距骨背侧,与距骨颈相接触。跟骨的跖屈程度小于距骨,距跟角变大。由足的最大跖屈位可见胫跟角减小,跟骨呈马蹄样畸形。距骨轴线通过骰骨后方,被动背伸位片可见距骨和跟骨仍跖屈,被动跖屈位片可见舟骨不能回复至距骨之上。舟骨在 3 岁前尚未骨化,故

X 线片上大多不能显示，但可从第一楔骨的方向估计，或以距骨轴与第一跖骨轴的夹角反映舟状骨的位置，但这种测量方法有一定的易变性。近年 Violas 等人已经提出，超声检查可显示未骨化舟骨自身软骨与跟骰关节的关系，且是无创无放射性检查，可提供术前评估，还可与一些疾病(如斜形距骨)相鉴别；MRI 可观察到软组织结构变形情况及关节内软骨；CT 可显示附骨的畸形。如图 3：

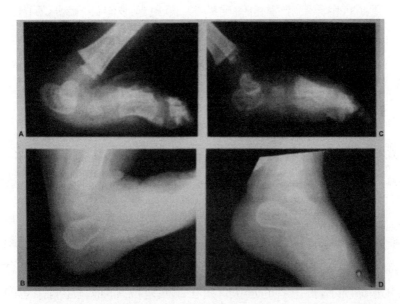

注:图 3，A:先天性垂直距骨背伸侧位 X 线片,显示距骨和跟骨的持续性跖曲;B:正常患儿的足背伸侧位 X 线片,显示距骨和跟骨充分背伸;C:先天性垂直距骨跖曲侧位 X 线片,显示前足相对于后足持续的向背侧移位;D:正常患儿的足跖曲侧位 X 线片,显示前足相对于后足的良好对线。

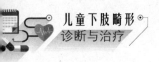
满足哪些条件就可以确诊先天性垂直距骨呢

通过典型影像学的结果和临床表现诊断先天性垂直距骨并不困难,X线平片在诊断上有重要意义。先天性垂直距骨有 4 个主要特征:(1)患足跟部呈马蹄样畸形;(2)足底凸出,呈摇椅状外观;(3)患足呈严重的僵硬畸形,即患足很僵硬,畸形不因位置、负重或手法按摩改变;(4)足跖屈位 X 线片可见距骨垂直,舟状骨脱位于距骨头颈背侧,跟骨呈跖屈。有学者将跟距角正常值 25°～55°作为参考指标。

先天性垂直距骨需要跟哪一些疾病进行鉴别呢

先天性垂直距骨仍需与下列疾病进行鉴别:(1)斜形距骨:轻微的垂直距骨被称为斜形距骨。该疾病的特征表现与垂直距骨存在相关的外观畸形,但是畸形部位僵硬度较小。值得注意的是,斜形距骨患者的舟状骨将在跖屈复位,而垂直距骨患者的舟状骨发生严重的脱位。这就是斜形距骨的重要特征,因为斜形距骨可通过保守观察及石膏矫形治愈。在足被动跖屈侧位片可见:距骨——趾骨轴的排列正常,斜形距骨的距舟关节可复位,而先天性垂直距骨的距骨——趾骨轴的排列紊乱,距舟关节不能复位,另外,先天性垂直距骨的距骨轴——第一跖骨基底部夹角(talar axis-first metatarsal base angle, TAMBA)>60°,而斜形距骨的 TAMBA<60°。(2)先天性仰趾外翻足:患足柔软,无以上特点,仅仅在患儿站着的时候可以出现畸形,在躺着、坐着的时候或手法矫正时患足即恢复为正常外形。跟骨无跖屈,距骨不呈垂直状。(3)跟骨外翻:无后足马蹄畸形,前足和后足均可背伸,足底无凸出,患儿的患足不出现摇椅状外观。(4)先天性扁平足:扁平足伴发跟腱短缩时易误诊为 CVT,区别在于扁平足站立时舟骨向背侧移位,跖屈前足时舟骨可轻易复位。扁平足跟骨可轻易背伸,先天性垂直距骨的跟骨固定呈马蹄状。(5)脑瘫性外翻足:大脑运动神经细胞受损所致,患者一般有难产、窒息、缺血缺氧和高热等脑损伤病史,临床表现为中枢性痉挛性瘫痪,患儿走路时呈剪刀步态和足外翻畸形等表现,与先天性垂直距骨容易混淆,但 X 线片显示距骨呈水平位,跟骨也无跖屈症状。

先天性垂直距骨目前怎么治疗呢

治疗重点在于恢复距骨、舟状骨和跟骨之间的正常解剖关系,从而提供足部正常的力线和足底的负重分配。先天性垂直距骨的治疗与马蹄内翻足一样,刚开始以连续推拿复位和石膏矫形为主。然而,与马蹄内翻足的石膏矫形不同,先天性垂直距骨连续的石膏矫形直到不久前才开始作为一种具有明确效果的矫正方法进行使用。先天性垂直距骨的石膏矫形治疗能够明显

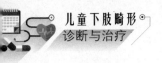

改善畸形,从而降低手术可能性。

传统的外科治疗怎么治呢

先天性垂直距骨治疗需进行多次外科手术,手术类型根据患者的年龄、畸形的严重性来决定。3周岁的孩子通常接受距舟关节切开复位。一级手术包括延长伸趾肌腱、胫骨前肌腱以及距舟关节的复位,大体意思就是把筋松松,把脱位的关节复位,然后石膏固定就可以了。二级手术包括通过跟腱延长、后踝和距下关节松解而延长腓骨肌腱以及矫正马蹄足挛缩。通过开放复位的垂直距骨矫正短期内可能出现以下症状:手术创面皮肤坏死、畸形矫正欠佳、踝关节和距下关节的僵硬等。手术后远期效果可能会因大范围的关节退化的出现而变复杂,这在许多的马蹄内翻足患者身上表现出来。

连续石膏塑型和最小外科干预措施

传统的先天性垂直距骨的治疗

包括推拿复位和石膏矫形,以及随后进行的大量的软组织松解手术。然而,该治疗会造成严重的患足僵硬以及其他并发症。Dobbs根据马蹄足畸形Ponseti治疗方法的原则对手法矫正和石膏固定的新方法进行评估,继而对患有特发性先天性垂直距骨的患者进行距舟关节克氏针固定和经皮跟腱切断术。

Dobb 手法及连续石膏矫形

连续手法矫正复位和石膏矫形治疗以及随后进行的最小程度上外科干预措施保证了特发性先天性垂直距骨治疗的完美的早期效果。该方法也可以被用于治疗与遗传综合症相关的垂直距骨,可以取得同样的效果。垂直距骨的石膏矫正方法的基本点是患侧足部推拿复位,从而逐渐达到距舟关节的复位(如图4),其原则与矫正马蹄内翻足的 Ponseti 方法的原则相似。该方法的概念很简单,但是在石膏矫形、手术和石膏固定时对细节的关注是保证距舟关节的完全复位的重要环节。

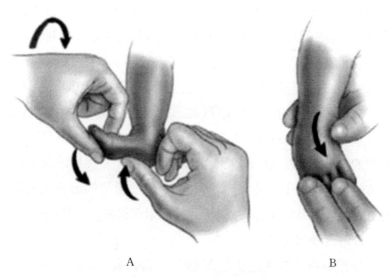

A   B

复位先天性垂直距骨手法矫正

注:图 4, A:足部被延伸到跖屈和倒置状态;B:大拇指对距骨头部的内侧施加反压力。

　　如果可能的话,出生后数周便实施治疗最好。与矫正马蹄内翻足的 Ponseti 方法一样,治疗以推拿和石膏矫形数周开始,具体石膏固定时间参考患儿畸形程度。但是打石膏时的用力方向却与 Ponseti 方法相反。石膏矫形可以在门诊环境下进行。对所有导致畸形的结构同时进行矫正,后足马蹄足畸形最后矫正。推拿包括用一只手将足部延伸到跖屈和倒置状态,而另一只手的大拇指对距骨(图 4A, B)头部的内侧施加反压力。经过几分钟的轻柔的推拿后,长腿石膏将足固定到预期的矫正程度。在两个部位使用石膏矫形可以让医师关注足部和脚踝的石膏矫形。简言之,第一个部位使用的是短腿石膏,该石膏固定从脚尖延伸到膝盖下部。使用石膏矫形时足部应该固定于预期的位置,在石膏成型后请勿再实施推拿,这可以避免石膏将皮肤压伤。紧接着将石膏延伸至膝盖上,膝盖处于 90°的屈曲度。通常每周更换 1 次,总的大约 4～6 次的石膏足以实现距舟关节的复位。在最后一个用于实现距舟关节复位的石膏矫形中,脚的位置应该处于最大跖屈和倒置状以便保证收缩的背外侧肌腱和软组织的充分延伸。该石膏固定应采用足位侧 X 线片以保证距舟关节的复位。由于婴儿的舟状骨并未骨化,复位的确认通过距骨轴—第 1 跖骨基底角(足外侧 X 线片测量结果)进行间接确认。

Dobbs 手术方法

　　如果距舟关节在足侧位 X 线片上得以复位,建议患儿接受距舟关节经皮固定和经皮跟腱切断术。手术中足部被固定在跖屈和倒置状态以保持距舟关节处于复位状态而钢针以倒退的方式从舟状骨进入距骨。钢针被切断并埋藏于皮肤之下以防止钢针脱落。成功定位钢针的能力取决于医师对距骨和舟状骨的触诊。影像学图片有助于间接评估距舟关节复位。在手术室里，如果石膏固定未能使距舟关节完全复位，那么需要在距舟关节上做1个2cm左右的切口。开放距舟关节囊和内侧距下关节，利用小拉钩将距骨轻轻提起以完成复位。将距骨固定在复位的位置，然后把钢针以倒退的方式置于距舟关节上。在实施距舟关节复位时，如果是超过2周岁的患者，胫骨前肌腱也应转移到距骨颈部的背侧以保证动态的矫正力。一旦实现了距舟关节钢针固定，也就完成了被动脚踝跖屈和前足内收的临床评估。如果将跖屈限制为<25°，就完成了伸趾总肌和胫骨前肌腱的局部延长，通过足跟（接近踝关节）上方的小型切口在肌腱结合部水平位置进行。如果被动前足内收小于10°，腓骨短肌腱的局部延伸需在肌腱结合部位上实施。如果在标记时这些肌腱未被延长，它们可能以变形力方式起作用并导致畸形复发。腓骨短肌和趾总伸肌的延长并非必须，因为术前石膏矫形通常已经使这些肌腱充分延长。

　　距舟关节被复位并以钢针固定，需使用跟腱的经皮跟腱切断术矫正马蹄足畸形（图4）。患者仰卧于手术台上，助手抓住其腿，足部处于背屈状态。跟腱切断术之前不注射局麻药，因为注射会使皮肤扩张使跟腱切断术的起点变模糊，从而让跟腱触诊更难实施。跟腱切断术从皮肤至跟腱内侧边缘，在离跟骨距离1cm的位置，使用刀片的尖端触诊肌腱的下表面，转动肌腱45°以便将肌腱从腹侧至背侧割断，脚踝跖屈的角度将急剧减少10°～15°，从而矫正马蹄足畸形。刀片向侧面移动的太远会使腓

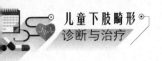
动脉和小隐静脉遇到损伤的风险。当足处于中间位置而脚踝为 5°跖屈时使用长腿石膏,2 周后在门诊更换石膏,如果达到能行走的年龄此时应提供固定踝足矫形器支具。矫形器置于跖屈和 15°内收以便在克氏针移除后帮助维持距舟关节复位。在此阶段所有患者都接受夜间支具(由金属棒连接的两支鞋)的佩戴维持矫形效果。该支具与用于 Ponseti 方法的畸形足患者的支具相同。唯一的不同在于鞋直接指向前方而不像马蹄内翻足畸形疗法中向外旋转。

矫形效果维持方法

患者开始佩戴夜间支架,家长应学习踝关节和足部的全关节康复运动以防止患足复发。康复运动强调踝关节的跖屈和足部的背伸。康复运动时患者需取仰卧姿势。家长用一只手稳定腿部,而膝部弯曲。另一只手抓住脚后跟然后将脚踝置于最大的跖屈。第 2 次运动包括用一只手内收足部而另一只手稳定腿部。需在同一环境重复该运动 40 次并在每次换尿布时进行练习。这些运动提高了有效保持石膏矫形和外科手术实现的踝关节运动和足部灵活性的能力。患者在佩戴支架后每 3 个月需进行 1 次复查直至满 2 岁,然后每 6 个月至 1 年复查 1 次,直到满 7 岁,7 岁以后,患者需每 2 年复查 1 次,直到骨骼成熟为止。此矫正 CVT 的微创手术方法能够实现比矫正马蹄外翻足的 Ponseti 方法更灵活、疼痛更小的长期效果。

总结

根据矫正的足部、足功能、影像学证据的临床外观,进行连续地手法矫正和石膏矫形治疗、距舟关节的钢针固定,以及进行经皮跟腱切断手术,可以保证良好的早期结果(矫正后至少保持2年)。该技术可在保持足部灵活性的同时让许多孩子避免传统的外科治疗。建议对特发性 CVT 诊断完成后便开始实施手法矫正复位和石膏矫形治疗,以及后期的手术治疗。

儿童足趾畸形

姆内翻

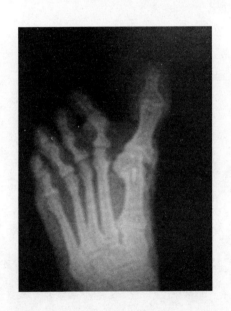

什么是姆内翻

　　姆内翻是临床罕见的足趾畸形,是指姆趾在跖趾关节处向内侧偏斜成角的畸形,常伴第一跖趾关节过伸、姆趾趾间关节屈曲等。可以是孤立的畸形,但经常伴随足的其他畸形。不同患者跚内翻的畸形程度、发病原因及临床症状差别较大,治疗也各有不同。

跚内翻如何分类

根据畸形原因分为先天性与获得性。先天性跚内翻通常为单侧,又可分为原发性和继发性两类。原发性较为罕见,常与第一跖、趾骨周围肌肉及软组织发育不平衡有关。继发性常与其他先天性疾病相关,常伴一种或多种畸形,例如第一跖骨短且粗,有副骨或多趾畸形,外侧四个跖骨中有一个或多个的内翻畸形,跚趾与第一跖骨基底内侧有一条较硬的纤维束带,马蹄足等。

跚内翻有哪些病因

发生跚内翻的病因较多,可分为先天性、后天获得性。后者较为常见的有医源性、风湿性、外伤感染性等,但一般成人多见,儿童基本均为先天性。目前对于先天性跚内翻发生机制尚未明确。其中一种解释是:在子宫内,一只足的跚趾内侧又长出一个副跚趾,但发育不佳。后来,这个发育不佳的内侧跚趾和纤维组织结合,形成一紧张的弓弦状组织,将发育完全的跚趾牵拉至内

翻的位置。另一种解释是:第一跖骨发育的短而粗导致非常异常的跖趾关节和大踇趾向内侧偏移及第一、二足趾间趾蹼增宽,第一跖骨的纵向生长受到影响。

踇内翻的临床表现与诊断

常见的临床表现除踇趾内翻外,还包括踇趾关节活动受限、不稳、跖骨痛及足底有胼胝形成等。患儿常主诉穿鞋不适或困难。较典型的疼痛局限于踇趾内侧,严重者可有步态异常。一些轻度的踇内翻患者可无特殊不适症状,也有部分患者的内翻畸形可长时间稳定而不再进展。儿童踇内翻的 X 线表现可包括以下一种或几种:(1)第一趾向内侧倾斜成角;(2)跖趾关节向内侧半脱位;(3)第一、二跖骨间角减小;(4)第一跖趾关节过伸畸形。对于踇内翻诊断应依据患者的症状、体征、X 线表现等综合分析。

踇内翻有哪些治疗方法

(一)非手术治疗:对无明显疼痛症状、畸形较轻或柔软型踇内翻患者可暂不予手术,可选择被动拉伸或穿矫形鞋,使踇展肌腱延长,也可用夹板固定。

(二)手术治疗:对已明显内翻、僵硬或者患者有改善外观及解除疼痛等需求时,可选择手术治疗。具体的矫形治疗方案要根据跖趾、趾间关节的僵硬程度而进行选择。术前应认真分析与踇内翻伴发的仰趾畸形。而对于那些影响外观、穿鞋不适的病例，要根据患者的实际需要决定治疗方案。儿童踇内翻矫正术常包括：软组织松解术，跖骨远、近端截骨术，近节趾骨截骨术，第一跖骨头内侧植骨术，肌腱转位术等。治疗过程中最重要的是防止形成进行性固定畸形。

踇外翻

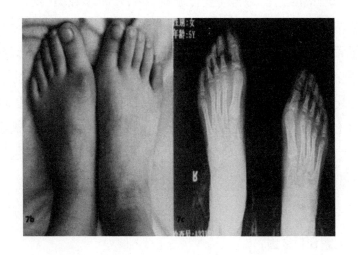

什么是踇外翻

踇外翻是指踇趾在第一跖趾关节处向外偏斜超过正常生理

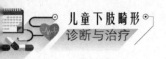

范围的一种前足畸形,俗称为"大脚骨",伴随第一跖骨内翻。该疾病与综合征群相关,在神经肌肉系统疾病中亦常见于脑瘫。有些有家族倾向,尤其是青少年人群。常呈对称性发病。严重畸形可引起胼胝(俗称茧),还有疼痛、局部发红等急性𢃇囊炎症状。

𢃇外翻如何分类

国内根据患者的病理变化把𢃇外翻分为单纯型、复合型、关节炎型及特殊类型 4 个类型。(1)单纯型𢃇外翻:单纯型𢃇外翻指患者有一个病理变化需手术治疗而获得畸形矫正的𢃇外翻。(2)复合型𢃇外翻:复合型𢃇外翻指患者有 2 个或 2 个以上的病理变化需要同时手术纠正的𢃇外翻者,应针对不同的病理变化,按照上述单纯型𢃇外翻的治疗原则,选用相应的矫正术式组合进行治疗。(3)关节炎型𢃇外翻。(4)特殊类型𢃇外翻:包括青少年型𢃇外翻和跖内收合并的𢃇外翻。

𢃇外翻的诊断

𢃇外翻的诊断离不开 X 线片检查,同时也可以评估患者𢃇外翻的病理变化与严重程度,应在负重位正位 X 线片上进行以下基本数据测量:𢃇外翻角(hallux valgus angle, HVA 或 hallux abductus angle, HAA),正常＜16°；跖骨间角(intermetatarsal angle, IMA),正常＜10°；跖骨远端关节角(distal metatarsal articular angle DMAA,又称近端关节固定角 proximal articular set angle, PASA),正常＜7°；跖趾关节远端固定角(distal articular set angle, DASA 远端关节固定角):正常＜7°；趾骨间角(inter phalangeal angle, IPA),正常 ＜ 10°；跖楔角 (metatarsal cuneiform angle, MCA),正常 ＜ 10°；籽骨位置(sesamoid position, SP)与关节匹配度等。(3)从正侧位 X 线片上,评估第一跖趾关节有无关节炎及其严重程度。(4)踇外翻严重程度的划分:根据在 X 线片上测量的数据,可以将踇外翻分为轻、中、重 3 度:①轻度:HVA＜20°, IMA≤13°；②中度:20°＜HVA≤40°, 13°＜IMA≤16°；③重度:HVA＞40°, IMA＞16°。

踇外翻有哪些治疗方法

(一) 非手术治疗:选择宽松甚至露趾的鞋子；穿戴踇外翻护垫、分趾垫及夜间使用外展支具；对踇趾籽骨下或外侧足趾跖骨头下有疼痛者使用跖痛垫；外侧的锤状趾,可穿用足趾套等。这些治疗能暂时缓解疼痛症状,但没有长期明确的矫形效果；要根治踇外翻需手术治疗。

(二) 手术治疗:手术目的是纠正畸形、减轻疼痛、恢复足的正常功能,术前术者应了解患者的各种病理改变,根据病理变

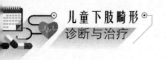

化,综合考虑患者的年龄、性别、职业与爱好、术后活动量与穿高跟鞋等的要求以及对手术尤其对外形的期望,因人而异地选择手术。医生并不能保证结果,需要术前与患者充分沟通,降低患者不实际的期望值。

(1) 手术适应证:保守治疗不能缓解疼痛等症状或畸形加重影响正常工作、生活,患者有手术治疗要求。手术年龄一般选择在发育停止以后。

(2) 手术禁忌证:对于过度柔软、伴有韧带松弛或神经肌肉紊乱的儿童,如 Ehlers-Danlos 综合征(又称全身弹力纤维发育异常症)或 Marfan 综合征的患者,建议首选保守治疗,因为术后畸形复发风险很大;有不切实际的手术期望者和疑有神经精神障碍者应慎重手术。

对于生长发育期的儿童,建议除畸形严重或畸形发展迅速的患者外,尽量在生长板闭合后进行截骨治疗,以避免损伤骨骺。对 IMA 增大显著骨骺未闭者可行 Jawish 加远端软组织手术治疗。青少年踇外翻大多数是跖骨远端关节角(DMAA)增大,可行 Chevron-Gerbert 或改良 Reverdin 手术矫正。有报道青少年踇外翻和腓肠肌挛缩关系密切。建议术前应评估腓肠肌是否存在挛缩;若有之,应同时行腓肠肌腱膜松解术。

槌状趾

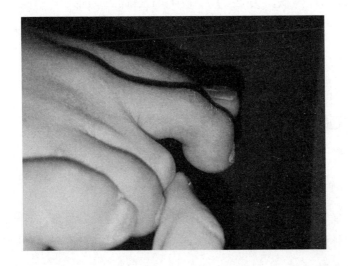

什么是槌状趾

　　槌状趾是一种远端趾间关节屈曲畸形,是由于伸趾、屈趾肌力的不平衡所引起。通常是单趾,见于第二、三、四趾。年龄小的儿童常无主诉,到青少年时,由于长期趾尖与鞋底摩擦产生胼胝,关节挛缩而出现疼痛。引起儿童槌状趾的常见病因有:穿过窄的鞋子、趾过长、蹞外翻、扁平足、既往足趾骨折、神经肌肉系统疾病如脑瘫、小儿麻痹症后遗症,高弓足

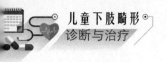

等,另外,遗传、周围血管病变、类风湿性关节炎也可以引起槌状趾畸形。

因槌状趾畸形的类型及其严重程度不同,而采取不同的治疗方法,在槌状趾发展的过程中,早期认识畸形、早期保守治疗是很重要的,在最初出现疼痛或不适的症状时,应及时请足科医生诊治,如果及时治疗,可以避免手术治疗。

槌状趾有哪些治疗方法

(1) 保守治疗

在槌状趾骨突周围使用矫形垫,可以减轻压力,缓解疼痛;局部外涂非甾体类抗炎镇痛类药物可以很好缓解疼痛症状;穿宽松的鞋。

(2) 手术治疗

对足科医生来说通过外科手术的方法,消除骨突和改善关节周围肌腱、韧带的平衡力,以达到彻底治疗的目的。特别严重的槌状趾只能通过复杂的手术来治疗。软组织手术可以切断趾长屈肌腱、松解关节囊。成熟期畸形僵硬,可作远端趾间关节融合。

锤状趾

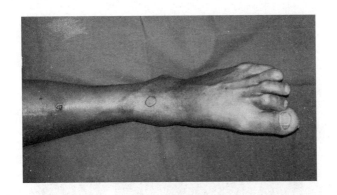

什么是锤状趾 ⊂⊃

　　锤状趾是一种先天性的近端趾间关节屈曲畸形,跖趾关节保持过伸状态,外观似锤子。好发于除姆趾外的其余四趾,第二趾最多发。目前其发生机制尚不清楚。病因有很多,例如第二趾的锤状趾畸形主要继发于姆外翻,穿鞋不合适、肌腱损伤、趾相对较长、关节炎、扁平足、高弓足、遗传因素、神经肌肉系统疾病也是诱发此病的原因之一。常因趾背与鞋面摩擦而产生症状,例如胼胝、关节处皮肤红肿痛等炎症表现。锤状趾部分是可以治疗和预防的,儿童期可使用足垫、穿宽松鞋、非甾体药物缓解症状。青少年期对于松弛性的畸形可作切断屈趾肌腱、单纯屈肌腱转移和近趾间关节

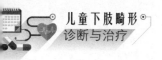

成形术。畸形固定时须行趾间关节融合术。

爪状趾

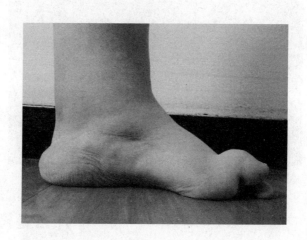

爪状趾的病因有哪些

爪状趾畸形是足固有肌功能的丧失导致肌力不平衡,使趾长伸肌伸跖趾关节,而趾长屈肌屈曲趾间关节,从而出现趾间关节的过度屈曲及跖趾关节的过度伸直。与槌状趾不同的是全部足趾受累而不是单趾受累。多继发 Charcot-Marie-Tooth 症(腓骨肌萎缩症)、脑瘫、小儿麻痹症及骨筋膜室综合征等神经肌肉系统疾病,且常伴有高弓足。爪形趾的发生,是渐进性过程。最早,跖趾关节可能有不稳定并伴足背侧皮肤、趾伸肌腱、关节囊、侧副韧带等适应性的挛缩。以后,薄弱的滑膜联结破裂后,跖盘与跖骨颈分离,向远侧与背侧移位,继而致跖趾关节脱位。

爪状趾的病理学研究如何 ⊃

爪形趾可分为僵硬性与非僵硬性两类,据畸形严重程度分3度:(1)轻度畸形:跖趾关节或近侧的趾间关节,没有僵硬性挛缩,畸形随负重增加而增加;(2)中度畸形:近侧趾间关节,出现僵硬性跖屈挛缩,而跖趾关节并未出现背伸挛缩;(3)重度畸形:近侧趾间关节有僵硬性跖屈挛缩,同时伴跖趾关节的背伸挛缩。重度畸形常有跖趾关节半脱位或者完全脱位。

爪状趾的治疗 ⊃

手术治疗方式和注意事项是什么?

手术的适应证为疼痛的爪形趾、穿鞋障碍、因爪形趾导致的溃疡、畸形的进行性加重从而导致跖趾关节的脱位。目前,治疗爪形趾的手术方式多种多样,大体可分为软组织术式和骨性术式。无论何种术式都一定要纠正跖趾关节和近侧趾间关节的畸形。目前对于柔软性畸形的治疗多采用趾长屈肌腱转移至趾伸肌腱结合伸趾肌腱切断与跖趾关节切开。对于固定畸形,推荐方法为切除近节趾骨的远端部分,广泛松解背侧关节囊。近端

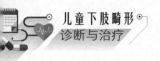
趾间关节用克氏针固定六周以维持对线。对于踇趾畸形,采用
Jones 手术,即将踇长伸肌腱后移固定于第二跖骨颈并做趾间关
节融合,这样可以达到抬起跖骨头、建立一个增强前足背伸力量
的动力肌腱的目的,是一种行之有效的方法。

巨　趾

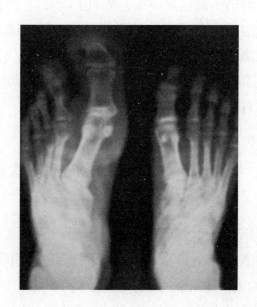

什么是巨趾

巨趾是一种罕见的先天性畸形,以足趾及前足的软组织和

骨过度发育为特征。不能正常穿鞋和行走是其最突出的功能障碍。

巨趾的临床表现有哪些

单侧发病多,出生时即见,随身体发育而继续生长;与巨趾对应部位的前足多有巨变;胫侧巨趾率高;影响穿鞋,严重者妨碍行走;X 线检查见巨趾趾骨粗长,与之对应的跖骨在部分病例中粗长;巨趾感觉正常,关节活动不同程度受限;趾神经外观正常或轻度增粗,无脂肪浸润;病理均为脂肪组织或脂肪纤维组织瘤样增生;可以是神经纤维瘤病、Proteus 综合征、Klippel-Trenaunay-Weber 综合征(血管扩张性肢体肥大症)的一部分;病因不清,无遗传证据。

巨趾的治疗

治疗巨趾目前仍以手术为主,初始手术应在半岁以后进行,手术时机应视畸形的状况决定。如果巨趾体积过大或畸形发展迅速,均应尽早手术。骺板融合的最后时机,应为畸形趾骨达到其同性上代的趾骨大小(即男孩参照父亲,女孩参照母亲)。每种术式都有相应的指征。至少患足鞋号大于健侧二个号码或进展型的病例,均建议手术治疗。不影响穿鞋的稳定型病例则不

需手术。对于新生患儿,建议观察半年,根据畸形变化速度和范围选择初始手术的时间。

初始手术均应做皮肤软组织容积缩减术,同时可做神经切断再缝合术,以放慢足趾生长速度。对于儿童,倾向于实施软组织缩容术和骺板融合术。骺板融合对于年龄较大的儿童可能更适宜,但也不能过晚。对于严重的儿童患者,除软组织缩容术外,建议选择足趾切除术和趾列切除术。第一趾列不宜切除,以免影响负重和行走。第一趾列畸形,可行跖骨干部分切除或骺板融合。

先天性卷曲趾

什么是先天性卷曲趾

卷曲趾是一种非常常见的畸形,有双侧对称性发病的特征,具有家族遗传性。可累积一个或者多个脚趾,表现为脚趾的屈曲、内翻以及趾骨和趾间关节的外旋,导致脚趾卷曲在邻近内侧脚趾的下方。临床上第三和第四足趾最常受累,因末节趾骨和(或)趾间关节的屈曲、内翻、外旋畸形,受累趾骨的甲板会朝向外侧,与先天性重叠趾所见情况相反,趾蹼处的皮肤是正常对齐的,跖趾关节具有正常的对线。病理表现在受累足趾的屈肌腱挛缩,而不是源于关节囊的挛缩。

先天性卷曲趾的临床表现

在年幼的儿童中,卷曲趾通畅不会出现症状,并且许多病例会自发改善。年龄较大的儿童、青少年或者成人中可引发症状,一般是对皮肤过大的压力和对位不良的脚趾甲所产生的不适感。

先天性卷曲趾的治疗

采用拉伸和胶带缠绕对于轻度症状患者还是有所帮助,但如果出现疼痛、胼胝、水疱等症状还是建议采取手术治疗,通过趾长屈肌腱切断术足以达到良好效果。

先天性重叠趾

什么是先天性重叠趾

先天性卷曲趾是常见的足趾畸形,双侧受累占病例总数的1/3左右,也叫小趾内翻,此症有家族性偏好,但病因并不

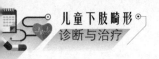

清楚。

先天性重叠趾有哪些临床表现

临床表现为小趾骑跨在第四趾背侧,第五跖趾关节向背侧和内侧半脱位,小趾的内侧和背侧的关节囊存在挛缩,伸趾肌腱短缩,第四、五趾间的趾蹼皮肤紧张,严重病例可见小趾的纵轴外展外旋。病趾背侧受鞋的挤压刺激而形成胼胝。

先天性重叠趾的治疗

婴儿期可作被动牵拉并用胶布固定于足趾跖屈位,但效果不佳。对于出现疼痛症状的儿童是有手术指征的,手术方法多种多样,临床上常用的术式包括延长第五伸趾肌腱并行跖趾关节囊背内侧松解、第五趾伸肌腱转移至第五跖骨基底、切除第五趾的近端趾骨再将第四、五足趾缝合在一起。

多　趾

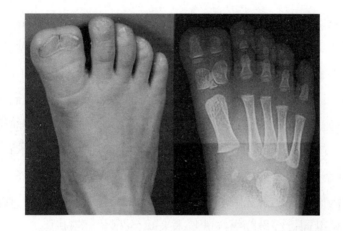

什么是多趾畸形

　　多趾畸形是新生儿最常见的足部畸形,表现为一个或多个赘生足趾,相应的跖骨也可以完全或部分地重复。无性别偏好,大约50%的病例为双侧,双侧的病例有60%是对称生长,1/3的多趾患者会合并多指畸形,且有一定的家族遗传性。多趾的病因尚不清楚,但基础研究发现通过辐射、细胞毒性、叶酸缺乏可以制造出多趾模型。

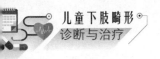
多趾的治疗

不同于手部多指畸形的治疗，足部多趾畸形需关注站立、行走功能和患儿的穿鞋问题。如果多趾的生长方向良好，并没有超出足的外缘，那么可以暂时选择保守治疗，尽量穿宽松的鞋子以避免磨脚。但如果影响穿鞋、出现胼胝、疼痛症状，或者有美观需求，可以选择在一岁左右实施手术。在为了在不影响足功能的前提下，最大可能矫正畸形，使其接近正常形态，术前所制定的手术计划应尽可能详细和个体化。漂浮足趾畸形可直接截除赘趾即可，但大部分病例合并跖骨头的膨大，这种情况轴线往往出现偏斜，切除多趾后可以通过经骨骺纵向截骨术来减小跖骨头的体积。

并　趾

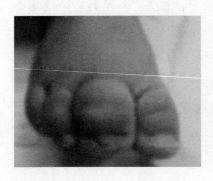
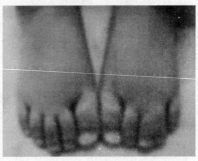

什么是并趾

并趾是胚胎发育期局部分化停顿所致的一种常见的先天性畸形,主要表现为相邻两趾或两趾以上不同程度的皮肤和(或)骨性的先天性病理性融合,其发病率在 1 : 2 000～1 : 2 500,单独并趾是单独并指发病率的四倍,可能会在 Poland 综合征、Apert 综合征、Down 综合征等疾病中出现。

并趾的治疗

由于并趾对足部功能影响不大且不易被发现,患者较少行手术治疗,对于外观有要求、穿鞋受影响的患者可以选择手术治疗,尽量在学龄期前完成手术,并趾分离手术的关键是精细的微创手术、趾蹼皮瓣的设计和保护神经血管,自体皮肤移植可减少术后皮瓣坏死和瘢痕挛缩的发生。

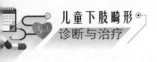
甲下骨疣

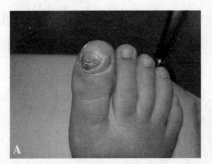
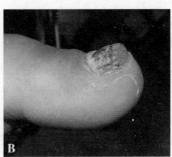

什么是甲下骨疣

　　甲下骨疣是一种良性的、生长缓慢的趾骨外生骨软骨瘤,这种疾病在普通人群和儿童中都很少见。在儿童和年轻人中,甲下骨疣通常表现为孤立的、小而坚固的病灶,位于趾甲的游离边缘深处。大多数损伤发生在蹞趾,而其他足趾不太常见,最常见的损伤部位是蹞趾的中间或内侧。

甲下骨疣的病因有哪些

　　甲下骨疣的发病机制仍不清楚。大多数人认为,甲下骨疣是一种由微创伤引起的反应性化生。然而,没有确凿的证据支持这单一的发病机制。许多可能的原因与甲下骨疣形成的病因有关,如慢性感染、外伤、遗传异常、肿瘤或软骨囊肿的激活。一些研究报道,创伤是甲下骨疣形成的主要因素,其次是导致软骨化生的急性和慢性炎症。

甲下骨疣的临床表现和诊断

甲下骨疣通常表现为从甲床下突出的肿物。在一些患儿中,疼痛、溃疡、甲床感染和周围组织的继发性变化也可能发生,这可能对患儿的生活质量产生不利影响。甲下骨疣通常表现为在趾骨远端的甲下存在一个坚硬的固定结节,表面过度角化。随着甲下骨疣的增长,趾甲被抬起并从下面的甲床上分离。疼痛和感染是最常见的并发症,这是一个慢性渐进的过程。

甲下骨疣患儿以趾甲疼痛为主诉,并通过 X 线检查明确诊断。X 线检查显示远端趾骨背侧骨质过度生长,由骨小梁组成。虽然 X 线和组织病理学检查是诊断的必要条件,但皮肤镜检查是明确诊断这种良性趾甲疾病有用的辅助工具。皮肤镜检查能够将其与其他趾甲疾病区分开来,并可用于指导治疗。

甲下骨疣的治疗

疾病严重时会影响患儿穿鞋、行走及正常的生活,保守治疗无效,手术切除是首选的治疗方法,手术治疗的主要目的是将骨疣切除至正常骨组织边界以防止复发,通过保护甲床和甲母质而避免趾甲畸形。手术切除的成功率＞90%。切除整个病灶,包括纤维软骨帽,对避免局部复发至关重要。

总而言之,甲下骨疣是一种较少见的良性疾病,且早期常难以确诊,可导致诊断和治疗的延误,X线检查可用于鉴别诊断甲下骨疣。手术切除是主要的治疗方式,病灶组织的完全切除和与甲床结构的仔细分离可以显著降低复发风险。根据不同的临床分型选择运用不同的手术方法切除病灶和处理甲床,术中应尽量减少对甲床和甲母质的损伤,避免趾甲畸形。

先天性束带综合征

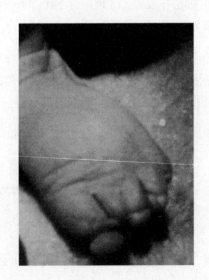

什么是先天性束带综合征

先天性束带综合征是一种少见的先天性畸形,也称为Streeter发育不良,此病可单发或多发,束带发生在下肢多于上肢,末端多于近端,中间足趾多见。在诊断先天性束带综合征时应检查有无其他伴发畸形。目前尚没有证据表明本病具有家族遗传性,其病因可能是由于羊膜腔内粘连,胎儿肢体穿破局限性缺血的羊膜,发生肢体局部环行受压所致。束带是一条深深嵌入皮肤下面的纤维结缔组织,可发生在一个肢体或同一肢体的多个平面,也可发生于不同肢体多个束带,可环绕肢体一周或仅仅是1/2,或1/3周。束带嵌入的深度多数位于皮肤与皮下组织,止于深筋膜,偶尔可深入肌腱下层压迫血管、神经直达骨膜,严重的病例骨骼上有一条凹陷,甚至是宫内截肢。

先天性束带综合征的治疗有哪些

轻度患儿只有皮肤外观改变,通常无明显临床症状,皮肤的浅环状缩窄不作处理,日后随生长发育浅环可被扩张甚至消失;如果缩窄环影响血管、淋巴循环,肢体远端出现明显肿胀,有时可伴有神经功能障碍,应当尽早手术。治疗的目的主要是去除束带压迫,让肢体正常生长发育,改善肢体水肿,对于束带压迫血管、神经者,应及早行手术治疗,以减轻肢体远端水肿,改善血运及神经功能。无论束带深浅,均应 I 期或分期手术切除,术中行环束带切除及皮瓣多个"Z"形缝合,需强调术中应将纤维组织彻底切除,解除血管神经的压迫,以避免挛缩组织再次形成缩窄环。对伴肢体远端畸形者,应分阶段手术治疗,先行束带切除"Z"字成形术后再行畸形矫正术。

裂 足

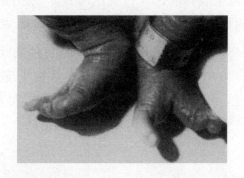

什么是先天性裂足畸形

先天性裂足畸形是一种由于肢体形成障碍而导致的中央纵形缺如,足中部第二、三、四跖骨发育不全或缺如,中足和前足纵向裂开和缺损,踇趾和小趾向中央倾斜,外观呈"蟹钳"。发病非常罕见,为常染色体显性遗传,约 90% 的裂足有家属遗传史。临床表现变化很大,轻度表现为趾间连接处变深,中度表现为典型的中央列缺如,重度表现为单趾足,其他合并的异常包括裂手、唇裂、腭裂、耳聋、尿道异常、三节拇指以及胫侧半肢畸形。

先天性裂足畸形的治疗

　　裂足治疗的首要目的是在保证穿鞋的舒适和良好的功能,其次才是外观。许多裂足的患肢功能良好,不影响穿鞋,没有疼痛,对于这类患者不需要手术治疗。然而,对大多数裂足患者由于前足的宽度宽于常人,使其很难找到舒适的鞋,在跖骨头的内外侧逐渐出现疼痛性的胼胝。合并蹬外翻和小趾内翻的裂足患者可以采取单处或多处截骨配合软组织的靠拢来改善外观。

短　趾

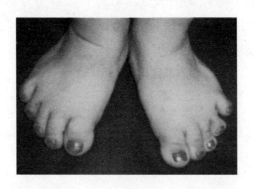

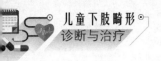

什么是短趾畸形

　　短趾畸形是因趾骨和或跖骨发育障碍导致的以脚趾短小为特征的肢体畸形，临床上较为少见。短趾畸形可作为疾病单独出现，也可作为某些复杂综合征表现之一。另外，可同时伴有并趾、多趾等其他表现。短趾畸形各型致病基因已基本确定，孕11周可通过绒毛膜取样或孕14周后的羊膜腔穿刺做基因检测进行早期诊断和采取相应治疗措施。

短趾畸形的治疗

　　事实上，对于足趾短小者，由于不影响到足部功能，且易于遮蔽，以往也大多不修复。但随着人们精神生活追求的提高，美学上的追求，不断促使相关手术的进行。众多方法中以微型骨牵引器的应用较为普遍，利用骨延长原理，跖骨或者近节趾骨的长度增加来满足患者的美容需求。

健康中国·家有名医丛书
总书目

第一辑

第二辑

13. 呼吸道病毒感染诊断与治疗

14. 心血管内科疾病诊断与治疗

15. 老年眼病诊断与治疗

16. 肺结核病诊断与治疗

17. 斑秃诊断与治疗

18. 带状疱疹诊断与治疗

19. 早产儿常见疾病诊断与治疗

20. 儿童佝偻病、贫血、肥胖诊断与治疗

21. 儿童哮喘诊断与治疗

22. 皮肤溃疡诊断与治疗

23. 糖尿病视网膜病变诊断与治疗

24. 儿童性早熟诊断及治疗

25. 儿童青少年常见情绪行为障碍诊断和治疗

26. 儿童下肢畸形诊断和治疗

27. 肺癌诊断与治疗